DES

FIÈVRES INTERMITTENETS

MIASMATIQUES OU LÉGITIMES,

De leur nature et de leur traitement.

NOUVELLE THÉORIE DE L'INTERMITTENCE.

MONTMARTRE. — IMPRIMERIE DE PILLOY.

DES

FIÈVRES INTERMITTENTES

MIASMATIQUES OU LÉGITIMES

DE LEUR NATURE ET DE LEUR TRAITEMENT

Nouvelle Théorie de l'Intermittence

PAR LE DOCTEUR L.-J. MASUREL, DE LILLE (Nord)

MÉDECIN AIDE-MAJOR DE 1re CLASSE.

Naturam morborum ostendunt curationes.

PRIX : 1 FR. 50 C.

PARIS

GERMER BAILLIÈRE, LIBRAIRE,

17, RUE DE L'ÉCOLE-DE-MÉDECINE.

1854

DES

FIÈVRES INTERMITTENTES

MIASMATIQUES OU LÉGITIMES

DE LEUR NATURE ET DE LEUR TRAITEMENT

Nouvelle Théorie de l'Intermittence

PAR LE DOCTEUR **L.-J. MASUREL**, DE LILLE (**Nord**)

MÉDECIN AIDE-MAJOR DE 1re CLASSE.

Naturam morborum ostendunt curationes.

PARIS

GERMER BAILLIÈRE, LIBRAIRE,

17, RUE DE L'ÉCOLE-DE-MÉDECINE.

1854

PRÉFACE.

La première partie du travail que je livre aujourd'hui à la publicité a été, le 13 juin 1848, l'objet d'un rapport à l'Académie de médecine, qui, sur la proposition de ses commissaires, a voté le dépôt du travail dans ses archives et des remercîments à son auteur. Les controverses qu'il a excitées ont duré plusieurs séances. Le rapporteur était M. Piorry, le praticien dont je combats le plus la manière de voir. Je devais donc m'attendre à une rude attaque, et mon attente n'a pas été trompée. L'attaque cependant, il faut le dire, n'a fait qu'effleurer, sans y répondre, certains de mes arguments, et en a négligé d'autres, ceci soit dit sans attaquer le moins du monde la probité scientifique de M. le rapporteur. Nous croyons seulement qu'il n'en a agi ainsi que parce qu'il n'a probablement pas donné aux arguments négligés par lui toute l'importance que j'y ajoute moi-même, ou parce qu'il s'est laissé facilement et trop exclusivement dominer par ses propres idées sur la fièvre intermittente légitime.

Je reprends donc aujourd'hui ce travail pour y

ajouter les réflexions et les idées nouvelles qu'ont fait naître en moi le rapport et les objections de M. Piorry. Je le reprends en y ajoutant quelques faits pratiques découlant de ma manière d'envisager les fièvres intermittentes miasmatiques que, à mon avis, on a traitées jusqu'ici d'une manière trop uniforme, en négligeant trop souvent les indications particulières que peuvent fournir les considérations d'individu, de tempérament, d'état actuel de la maladie, etc.

J'ai ajouté dans le corps du travail primitif, sous forme de notes, ce qui pouvait le mieux s'y incorporer sans le dénaturer. J'ai fait suivre, sous forme d'appendice, ce qui répond plus particulièrement aux objections de M. Piorry, mais en ayant soin d'indiquer par des renvois la partie du travail à laquelle on peut le rapporter.

Ce travail est terminé par des observations, recueillies en grande partie depuis, et que nous avons fait suivre des déductions propres à mettre sous les yeux du lecteur les résultats généraux que nous avons obtenus, et les considérations de traitement qui nous semblent devoir en résulter.

TABLE DES MATIÈRES.

FIN DE LA TABLE DES MATIÈRES.

ERRATA.

Page 27. Note, avant-dernière ligne. — Au lieu de arachnites, lisez : *arachnitis*.
— 36, ligne 11. — Ainsi le n° de 1837, lire : le n° de *mai* 1837.
— 41, ligne 7. — Au lieu de : engagement, lire : *engorgement*.
— 66, ligne 28. — Au lieu de : ce phénomène est essentiellement, lire : *ce phénomène essentiellement*.

DES

FIÈVRES INTERMITTENTES

MIASMATIQUES OU LÉGITIMES,

De leur nature et de leur traitement.

NOUVELLE THÉORIE DE L'INTERMITTENCE.

I

AVANT-PROPOS.

OPINIONS DES DIFFÉRENTS AUTEURS SUR LA NATURE DES FIÈVRES INTERMITTENTES MIASMATIQUES (A) (1).

Les diverses opinions des anciens sur la nature des fièvres intermittentes sont depuis longtemps jugées. Nous les passerons donc sous silence, pour arriver immédiatement à une époque plus rapprochée de nous ; à cette époque où les praticiens, sentant le vide de ces théories sans fondement dont était surchargée la science hippocratique, s'ef-

(1) Voir plus loin l'Appendice, auquel ces lettres de renvoi se rapportent.

forcèrent, par des travaux consciencieux et une observation rigoureuse, de renverser l'immense échafaudage des maladies sans siége, dont l'admission était si préjudiciable au progrès, et concoururent ainsi à doter la science médicale d'un degré de positivisme inconnu jusqu'à eux.

La doctrine de l'essentialité des fièvres, surtout, fut sapée jusqu'en ses fondements, et plusieurs d'entre elles reçurent une localisation désormais incontestable. Mais la particularité de leur marche, la variété des lésions anatomiques, l'impossibilité de concilier l'expression symptomatique de ce qui forme la trame de la fièvre intermittente avec aucune de ces lésions, ont donné un large champ aux opinions concernant la nature de cette dernière affection. Aussi n'existe-t-il guère de maladie qui ait si souvent donné gain de cause aux idées préconçues, guère à laquelle on ait assigné des siéges plus variés, suivant les lésions trouvées sur le cadavre.; soit que ces lésions fussent réellement les plus constantes, soit que, par les idées que tel ou tel auteur s'était formées sur la nature de la fièvre intermittente, il fût porté à examiner plus particulièrement tel ou tel appareil de l'économie, tel ou tel organe.

Ainsi, M. Broussais considère les fièvres intermittentes et rémittentes comme des gastro-entérites périodiques où l'encéphale et les autres viscères sont irrités sympathiquement, de même que dans les continues, et peuvent aussi devenir le siége principal de l'irritation et s'enflammer d'une manière périodique et continue.

Pour MM. Rayer et Guérin de Masmers, la fièvre intermittente n'est qu'une névrose cérébro-spinale.

M. Maillot place aussi dans le centre cérébro-spinal le siége de la fièvre intermittente ; mais, pour lui, ce qui constitue la nature, l'essence de cette maladie, c'est une irritation active et hypérémique de l'axe nerveux ; irritation qui a pour caractère anatomique une hypérémie de la matière nerveuse et de ses enveloppes.

M. Piorry forme la tête d'une école qui place dans la rate le siége de la fièvre intermittente. Pour ce savant observateur, les accès fébriles sont des affections nerveuses, dont les points de départ existent dans les parties des nerfs rachidiens et ganglionaires qui correspondent à la rate. C'est la splénémie, avec augmentation de volume, qui cause le plus souvent les fièvres intermittentes légitimes. Le sang est le véhicule des miasmes marécageux destinés à aller modifier l'organe.

A côté de ces diverses opinions vient se ranger celle des auteurs qui placent le siége exclusif de la fièvre intermittente dans le système nerveux ganglionaire.

« La fièvre intermittente, dit M. Brachet, de Lyon, est une modification du système nerveux glanglionaire. »

M. le professeur Bouillaud considère la fièvre intermittente, bien caractérisée ou légitime, comme se rattachant à une névrose active disséminée du système ganglionaire; il en rattache les phénomènes essentiels à un état morbide du système nerveux qui préside à la circulation et à la calorification (1). « Est-il question, dit-il, de l'irritation des centres et des cordons nerveux du système ganglionaire ou de la vie organique? vous verrez se développer ces diverses perturbations des fonctions intérieures qui caractérisent différentes espèces de fièvres intermittentes, etc. »

Nous allons voir en quoi certaines de ces théories nous semblent inadmissibles, impuissantes qu'elles sont à rendre compte des différents phénomènes par lesquels se manifeste un accès fébrile, des différentes formes sous lesquelles se montrent ces accès, des lésions variées qui en sont la suite, ainsi que de l'action des agents thérapeutiques employés à les combattre. Nous verrons ensuite en quoi certaines autres manières de voir se rapprochent de la nôtre et en quoi elles en diffèrent.

(1) Dans le travail primitif, envoyé à l'Académie de médecine, j'avais attribué à M. le professeur Bouillaud une opinion que j'avais extraite tout entière du *Dictionnaire de médecine et de chirurgie pratiques*. M. Bouillaud ayant renié la paternité de cette opinion, que je n'ai pas cru devoir reproduire ici, j'ai dû la remplacer par celle-ci que le professeur a émise dans la séance de l'Académie, le 11 juin 1848.

II

EXAMEN DES DIFFÉRENTES DOCTRINES.

A ceux qui ne voient dans la fièvre intermittente qu'une irritation gastro-intestinale ou cérébro-spinale, on a demandé, sans qu'ils puissent y donner une réponse satisfaisante, comment, envisageant la question de ce point de vue, ils pouvaient se rendre compte de l'intermittence, comment ils s'expliquaient la cure de cette irritation par des toniques et des irritants, tels que le quinquina, l'arsenic, etc.

En Corse, en Afrique, M. Maillot a été à même d'observer grand nombre de fièvres intermittentes, et son opinion, au sujet du siége de cette maladie, est, dit-il, fondée sur ce que l'autopsie lui a presque toujours révélé des traces pathologiques, soit dans l'axe cérébro-spinal, soit dans ses membranes. C'est le résultat de vingt-huit cas d'autopsie.

Les altérations observées étaient tantôt des opacités, des adhérences, des injections de la pie-mère, de l'arachnoïde cérébrale ou rachidienne, tantôt des injections, des ramollissements de la substance nerveuse elle-même.

Mais observons d'abord que si l'on tient un compte impartial des nombreuses altérations que l'autopsie a révélées dans d'autres organes à M. Maillot lui-même, on est forcé de convenir que l'anatomie pathologique, à ne considérer qu'elle, peut donner, avec autant de raison, gain de cause à d'autres auteurs qui placent ailleurs que dans le centre cérébro-spinal l'origine de la fièvre intermittente.

Voici le tableau de la fréquence relative des altérations de chacun de ces organes.

Estomac.	27	altérations sur	28	cas observés.
Gros intestins. . .	14	—	25	—
Intestin grêle.. . .	23	—	27	—
Foie..	18	—	23	—
Rate.	22	—	23	—
Poitrine.	26	—	27	—
Cœur.	12			

M. Maillot, il est vrai, met hors de cause plusieurs de ces altérations comme évidemment chroniques ; et, regardant d'ailleurs comme inexplicables les phénomènes de l'intermittence, sans admettre une réaction des centres nerveux sur les capillaires sanguins qui transmettraient ainsi l'irritation au cœur, il conclut à l'insuffisance des maladies, autres que celles du centre cérébro-spinal, pour expliquer la fièvre intermittente.

Nous ne voyons pas réellement sur quoi M. Maillot se

fonde pour admettre qu'une irritation du centre cérébro-spinal soit plus propre que toute autre à rendre compte des phénomènes symptomatiques d'une fièvre intermittente. Quelle analogie est-il possible d'établir entre les symptômes de la maladie qui nous occupe à l'état simple, et ceux que l'observation et l'expérience ont assignés à une irritation active et hypérémique de l'axe cérébro-spinal.

Quand on connaît d'ailleurs le peu de troubles que souvent des maladies graves de ce centre nerveux apportent dans la circulation, on se demande si un trouble aussi grand de cette même circulation dans la fièvre intermittente peut rationnellement être considéré comme le résultat d'une irritation cérébro-spinale assez bénigne pour ne pas compromettre la vie pendant les périodes de temps souvent si considérables que dure la fièvre intermittente. Non, à notre avis, un organe si important, si irritable et d'une texture aussi délicate que le centre cérébro-spinal, ne saurait développer des sympathies si puissantes sans présenter lui-même des troubles fonctionnels d'une intensité de nature à dénoter une affection grave.

Les frissons, le froid, les tremblements, les douleurs lombaires, la faiblesse des extrémités inférieures sont bien, comme le dit M. Maillot, des signes par lesquels se révèle une affection de la moelle épinière. Mais quand ils ont ce dernier caractère, on sait quelle est la gravité du pronostic; et la preuve pour nous que ces symptômes n'ont pas la même valeur dans la fièvre intermittente, c'est le peu de gravité de cette dernière affection à l'état simple.

Que dans les accès de fièvre il puisse y avoir hypérémie vers les centres nerveux, la production de ce phénomène n'a rien de plus extraordinaire que celle qui se fait vers d'autres organes; mais on doit, selon nous, considérer l'hypérémie comme consécutive au mouvement fébrile. Comme lui elle est alors transitoire, et, en général, assez peu intense pour ne se révéler que par des symptômes de peu de gravité. Mais pour peu que l'intensité de la fièvre donne une certaine gravité à l'irritation hypérémique des centres nerveux, cette gravité se révèle assez bien par des symptômes propres, qui, se surajoutant à la fièvre intermittente, lui donnent un de ces caractères pernicieux dont les traces nous sont révélées par l'autopsie.

L'admission d'une simple névrose du centre cérébro-spinal, à l'exemple de MM. Rayer et Guérin, s'accorderait mieux avec le peu de gravité qu'offre en général la fièvre intermittente à l'état simple; mais l'admission même de cette dernière théorie ne suffit pas pour expliquer les phénomènes symptomatiques de cette maladie.

Nous aurions ici à nous occuper de l'opinion professée par M. Piorry, mais la discussion de cette théorie trouvera mieux sa place à l'article *Rate*, alors seulement que nous aurons réellement les éléments nécessaires pour en bien peser et discuter la valeur.

Nous arrivons donc naturellement aux théories qui, comme nous, rangent la fièvre intermittente dans la classe des névroses ganglionaires. Bien préciser qu'elle est, pour nous, la nature de cette névrose, fera suffisamment voir en quoi nous différons et en quoi nous nous rapprochons des autres manières de voir. Nous pouvons dès à présent formuler notre opinion à ce sujet, en disant que, pour nous, les accès fébriles ne sont que l'expression symptomatique d'un véritable état névropathique du système sanguin; en un mot, que ce qu'on appelle communément la fièvre intermittente miasmatique est une étéronervie le plus souvent dépressive du système circulatoire; affection nécessairement subordonnée à un état miasmatique primitif du sang, à une véritable émopathie.

Pour soutenir cette opinion, l'anatomie pathologique, d'après ce que nous avons dit plus haut, ne saurait nous servir de base, ou du moins nous ne saurions suivre la voie généralement admise pour en tirer des inductions sur la nature de la maladie qui nous occupe.

Je m'explique : Depuis qu'on a fait jouer à l'anatomie pathologique un aussi grand rôle dans les recherches qui ont pour but de nous fixer sur la nature des maladies, comment a-t-on procédé et procède-t-on en général? Lorsqu'un madade succombe, l'anatomo-pathologiste, un scalpel à la main, se livre, dans la profondeur de nos organes, à la recherche des lésions cadavériques; et de la concordance constante de telle lésion avec telle réunion de symptômes pendant la vie, il en concluera en faveur d'une lésion identique lorsque la même réunion de symptômes se présentera à lui chez un autre malade soumis à son observation. Eh bien! cette manière de procéder si rationnelle, qui a jeté de si grandes lumières sur la nature des maladies et a donné tant de certitude à la médecine moderne, elle a pourtant été la source des doctrines si variées qui ont surgi à propos des fièvres intermittentes miasmatiques. C'est, à notre avis, parce qu'on a voulu faire une application erronée de cette méthode dans les recherches qui avaient pour but de découvrir la nature de la maladie qui nous occupe, que nos médecins les plus distingués se sont formé des opinions si opposées à ce sujet. Il ne pouvait en être autrement, vu la variété, l'inconstance des lésions qu'on rencontre chez les individus morts à la suite d'accès de fièvre intermittente. Eh bien! ce que, à notre avis, on devrait conclure de cette variété, de cette inconstance dans les lésions, c'est que, généralement parlant, du moins, aucunes d'elles ne devaient être considérées comme le point de départ de la fièvre intermittente, dont l'origine organique devait être recherchée ailleurs; et si, jusqu'à présent, on n'a pas rencontré dans l'économie des traces matérielles dont l'identité constante puisse nous donner le droit d'y rapporter avec certitude ce point de départ, c'est, croyons-nous, que nos moyens d'investigation ne sont pas en rapport avec le zèle qu'on a déployé pour parvenir à ce but. En présence de cette impuissance, nous allons nous efforcer, par un examen approfondi et raisonné des symptômes et des accidents consécutifs de la fièvre intermittente, de suppléer aux renseignements insuffisants qui nous sont fournis par la nature morte. Nous essaierons de rendre compte des caractères pernicieux rémittents, etc. Le phénomène de l'intermittence nous occupera d'une manière toute particulière, et si, outre que les faits ne lui donnent aucun démenti, notre manière de voir s'accorde avec toutes les manifestations symptomatiques présentes et consécutives de la véritable fièvre d'accès ; si la médication elle-même y trouve une explication suffisante et raisonnable de son mode d'action, nous croirons avoir réuni le plus de preuves qu'il soit possible d'apporter en faveur de l'admission d'une opinion médicale, dans les cas où l'anatomie pathologique ne nous offre qu'impuissance (B).

Avant d'entrer franchement en matière, nous allons nous livrer à une courte digression qui doit aider à l'intelligence de la théorie que nous avons à développer.

Parmi tous les principes délétères qui ont une influence plus ou moins fâcheuse sur l'économie animale, il en est dont nos organes se débarrasseront plus ou moins complétement, soit que, pour parvenir à ce but, il leur suffise de la force réagissante qui leur est propre; soit parce que, au moment du contact de ces mêmes principes avec notre économie, celle-ci ne sera pas dans des conditions favorables à l'inoculation. D'autres, au contraire, trouveront l'économie dans des conditions favorables à une inoculation plus ou moins complète. Dans ce dernier cas, le principe dont l'organisme ne peut se débarrasser circule, avec le sang, dans tous nos organes dont il pervertit les actes. Sous l'influence de cette perversion elle-même, il se multiplie, pour ainsi dire, et arrive, au bout d'un temps plus ou moins long, à produire une infection plus ou moins générale des solides ou des liquides, ou même de tous deux. Il arrivera un moment où cette infection se révélera par des signes incontestables, qui indiqueront au médecin qu'il ne lui est plus permis de rester inactif, s'il ne veut voir l'économie gravement compromise, ou succomber même, sous l'influence de l'agent délétère qui tend à la détruire.

Ceci posé et admis, on se rend facilement compte de la période d'incubation des maladies qu'on admet généralement se développer sous l'influence d'un principe spécial, d'un virus. On comprendra comment ce virus, affaibli momentanément par la médication, au point de ne laisser plus actuellement de trace appréciable de son existence, comment il se multiplie de nouveau par la viciation nouvelle et graduelle d'un des principes de l'économie, et recommence à manifester sa présence après un laps de temps plus ou moins considérable.

III

MODE DE DÉVELOPPEMENT DE LA FIÈVRE INTERMITTENTE MIASMATIQUE.

Trois périodes ou stades sont admis dans la fièvre intermittente :

1° La période algide;

2° La période de chaleur;

3° La période de sueur.

1° *Période algide.* — Quelquefois précédée de pesanteur de tête, d'anorexie ou simplement de malaise, elle débute le plus souvent par des pandiculations, des bâillements. Puis toute l'enveloppe extérieure du corps, les lèvres mêmes se décolorent; une sensation souvent très-vive de froid avec horripilation se manifeste; les mâchoires, le corps entier tremblent, le pouls se concentre, devient irrégulier, précipité ; la respiration est gênée, la soif commence à se faire sentir, l'urine est pâle, aqueuse en général, rarement foncée. Tels sont les symptômes les plus communs auxquels viennent quelquefois se joindre des vomissements, et, le plus souvent, un gonflement de la rate qui ne devient douloureuse que pendant les accès intenses ou plusieurs fois renouvelés.

2° *Période* dite *de chaleur*. — Diminuant d'abord d'intensité et devenant plus rares, les frissons alternent bientôt avec des bouffées de chaleurs. Celle-ci finit par dominer seule et se répandre par tout le corps. La respiration reprend graduellement sa liberté et devient grande et forte. La soif en général persiste, le pouls devient ample, fort, mais conserve sa fréquence ; la peau reprend sa couleur normale, la face même rougit et la tête devient douloureuse.

3° *Période* dite *de sueur*. — Le retour graduel du pouls à l'état normal, l'extinction de la soif, le retour du bien-être intérieur annoncent qu'une crise salutaire s'opère. La peau devient haliteuse d'abord, puis se couvre d'une sueur abondante ; l'urine est rouge et bientôt se couvre d'une pellicule qui adhère aux parois du vase, en même temps qu'elle dépose un sédiment briqueté plus ou moins abondant.

Apyrexie. — Quand l'accès est terminé, le malade goûte le sommeil ; il est ce qu'on appelle dans l'apyrexie. Dans cet état quelquefois il n'y a nul ressentiment de l'accès ; d'autres fois, ou le plus souvent, le malade conserve une faiblesse musculaire, un malaise accompagnés de perte d'appétit et de pesanteur de tête.

Tels sont, successivement rappelés, les symptômes les plus généraux de toute fièvre intermittente miasmatique simple. Maintenant quelle est la valeur significative de ces symptômes? Quelle est la raison de cette succession régulière des périodes? C'est ce à quoi nous allons répondre par l'exposé de ce que nous croyons se passer dans l'économie après l'absorption d'une certaine quantité de miasmes.

Supposons la viciation du sang portée au point qu'il doive s'ensuivre au moins un accès complet de fièvre intermittente, voici ce qui se passera :

Le système nerveux influencé par un sang vicié souffre; son mode d'innervation est perverti. Le sang dont les diverses modifications chimico-vitales sont sous la dépendance du système nerveux ganglionaire, ce sang ne recevant plus de son puissant modificateur qu'une influence anormale, ne subit plus à son tour que des transformations anormales. A l'altération directe par le miasme, vient donc se joindre une nouvelle altération dans sa composition vitale. Par suite de ces réactions réciproques et anormales du sang sur le système nerveux ganglionaire, et de celui-ci sur le sang, il viendra un moment où l'altération des actes de la circulation par l'agent chargé de la régulariser, se manifestera par la perversion d'action du centre circulatoire lui-même. Ainsi le cœur enrayé, perverti dans ses fonctions, manquera d'énergie pour pousser le sang jusque dans les dernières ramifications artérielles. Les vaisseaux, les organes intérieurs se gorgeront de toute la quantité de sang qui aura reflué de l'extérieur à l'intérieur : de là leur souffrance qui se manisfestera, pour la tête par la pesanteur, pour l'estomac par l'anorexie, pour les poumons par la gêne de la respiration, les bâillements, etc., pour la rate par la douleur, l'engorgement dont elle pourra devenir le siége. A la perception de cette souffrance viendra s'ajouter le retentissement de celle du système nerveux ganglionaire lui-même dans les organes. De plus, les reins, recevant plus de sang, se débarrasseront par une suractivité de fonctions; l'urine sera sécrétée en plus grande abondance; mais, mal travaillée, elle sera moins chargée de principes et par conséquent plus aqueuse. La pâleur, le froid de la peau, des lèvres, la faiblesse des membres, seront la conséquence nécessaire du retrait du sang. Nous aurons enfin les divers phénomènes qui constituent la période algide des fièvres intermittentes.

Mais le principe miasmatique n'a pas été absorbé en assez grande quantité pour pouvoir pousser plus loin son action. A ce temps d'arrêt, les forces de l'économie se réveillent, pour chasser l'agent délétère, qui tend à la compromettre dans son existence et pour réagir contre ce que les fonctions présentent d'anormal dans leurs actes; elles semblent d'abord s'essayer à la lutte par une action intermittente qui se manifeste par ces bouffées de chaleur alternant avec les frissons : c'est le commencement de la réaction, le commencement de la deuxième période, dite *de chaleur*. Les organes respiratoires reprennent leur liberté d'action, la peau reprend sa couleur normale, conséquence nécessaire du report du sang de l'intérieur à l'extérieur. La réaction se continue, passe même les bornes normales avec une énergie qui se manifeste par l'ampleur et la force du pouls, la céphalalgie.

La continuation, l'excès d'énergie de cette réaction finissent par amener la troisième période, celle de sueur : crise salutaire, en ce que les déperditions qu'elle fait subir à l'économie modèrent la réaction ; en ce que cette sueur entraîne avec elle assez de principe morbifique pour que, pendant un certain temps du moins, le renouvellement de l'accès soit devenu impossible (C).

Voici comment nous entendons la production d'un accès ; telle est la manière dont nous croyons que peuvent être expliquées ses différentes phases. Or, d'après ce que nous venons de voir, la période algide des fièvres intermittentes devant seule être considérée comme l'expression symptomatique véritable de la souffrance nerveuse, cette expression symptomatique, par sa nature même, ne saurait jamais, selon nous, être considérée comme étant le résultat d'une surexcitation, d'une irritation. De ce point de vue nous ne pourrions, pas plus que dans la supposition d'une gastro-entérite, etc., nous rendre compte de l'efficacité d'un traitement irritant. Nous ne saurions donc, à l'exemple de M. Bouillaud, voir là une névrose dite *active*, une irritation nerveuse. Une telle entrave, une telle concentration dans l'activité circulaire ne peuvent, à notre avis, qu'indiquer une dépression, une perversion de la vitalité dans l'agent qui préside à la circulation. En un mot, tout s'accorde dans les symptômes à justifier l'opinion que nous avons formulée plus haut, au sujet de la fièvre intermittente.

Ainsi que nous le verrons plus loin, l'insuffisance générale d'une propriété exclusivement tonique dans les médicaments pour la cure de cette maladie, le succès des modificateurs de la vitalité nerveuse, surtout lorsqu'à leur propriété modificatrice se joint une propriété tonique, nous confirmeront encore plus dans cette opinion, que, dans la fièvre intermittente, il y a non-seulement perversion, mais encore, le plus souvent, du moins, dépression de la vitalité nerveuse.

Vient maintenant la question la plus controversée, une de celles qui ont le plus exercé la sagacité des pyrétologistes, le phénomène de l'intermittence.

IV

PHÉNOMÈNE DE L'INTERMITTENCE.

L'ensemble des actes, qui constituent la période de réaction, a éliminé ou neutralisé une quantité telle de principe morbifique, que l'influence de celui-ci est devenue assez nulle pour qu'on puisse croire à sa disparition complète. Pourquoi, si la quantité de principe morbifique restant est inapte à révéler son existence actuelle, cette existence se révélera-t-elle plus tard, sans que le malade se soit de nouveau exposé, sans que l'organisme paraisse dans des conditions moins favorables de santé? Pourquoi, surtout, ce retour d'influence maladive se manifeste-t-il par des accès tellement réguliers qu'ils se produisent le plus souvent à des jours et des heures fixes? Pourquoi des fièvres quotidiennes, tierces, etc.?

Deux théories principales ont été mises en avant pour expliquer le phénomène de l'intermittence. L'une repose sur la théorie qui fait de la rate le point de départ de la fièvre intermittente. Et il nous suffira de démontrer plus loin que la rate ne mérite pas le rôle exclusif qu'on a voulu lui faire jouer dans la production des fièvres intermittentes, pour faire crouler ce système par sa base. L'autre, qui est celle de M. Sanson, consiste à attribuer l'intermittence de la fièvre à l'habitude et à l'intermittence des causes. Celle-ci a trouvé beaucoup d'adhérents dans le monde médical, et l'appui qu'elle peut tirer de l'analogie de certains faits physiologiques a probablement beaucoup contribué à la mettre en faveur. Mais, remarquons-le bien, si nous ne voulons voir dans l'intermittence de la fièvre qu'une espèce d'habitude morbide, provoquée elle-même par une habitude de l'influence morbifique, il faut nécessairement admettre une certaine persistance, un renouvellement de la cause agissante ; et, pour qu'il soit évident pour tous que l'intermittence de la cause est le régulateur unique de l'intermittence morbide, il faut que l'on puisse voir une certaine concordance entre l'intermittence, la régularité de la cause, et l'intermittence, la régularité de l'effet. Or, en est-il toujours ainsi? D'où vient, par exemple, l'habitude chez celui qui, ne s'étant exposé qu'une seule fois à l'influence fébrile, éprouve néanmoins des accès répétés de fièvre intermittente? D'où vient qu'un seul et même foyer miasmatique produira dans les mêmes conditions, tantôt une fièvre quotidienne, tantôt une tierce, etc. ; enfin, tel type chez un individu, tel type chez un autre, bien que ces deux individus se soient exposés dans les mêmes conditions, apparentes du moins? Pourquoi souvent un retard si grand dans l'apparition des phénomènes morbides après l'action de la cause productrice? Pourquoi, bien souvent encore, existe-t-il si peu de concordance entre le moment pendant lequel l'économie s'est exposée à l'influence miasmatique et l'heure à laquelle l'accès fébrile s'est déclaré? N'est-il pas reconnu, en effet, que le soir est l'heure favorable à l'intoxication, tandis que le plus grand nombre des fièvres a lieu le matin? Evidemment, la théorie émise par M. Sanson est insuffisante. Nous devons chercher ailleurs les moyens d'expliquer la variété des phénomènes dont il est ici question. On verra plus loin comment nous concevons le rôle de l'organisme dans le mécanisme de leur production. Cherchons d'abord à nous rendre compte du renouvellement des accès fébriles.

Supposons que seul, ou aidé par l'action d'un agent médicamenteux, l'organisme se soit, à la période de réaction, débarrassé d'une assez grande quantité de principe morbifique pour que la diminution de celui-ci, dans le sang, si elle n'admet pas un état apparent de santé complète, amène du moins l'impossibilité absolue de la reproduction immédiate de l'accès. L'agent délétère circulera avec le sang, qui, mis, dans son état de viciation, en rapport avec le système nerveux ganglionaire, déterminera chez lui une perversion d'activité qui pourra bien ne pas se révéler de suite par des signes évidents, mais qui n'en aura pas moins une influence intime et fâcheuse sur la composition du sang. Celui-ci, se viciant de plus en plus, finira par provoquer de la part du système nerveux, et par un mécanisme semblable à celui qui a amené le premier accès, provoquera, dis-je, le renouvellement des différents phénomènes qui constituent l'accès fébrile.

Maintenant, la période de santé apparente sera d'autant plus grande que la période de réaction aura déterminé une élimination plus considérable de l'agent producteur de la fièvre, et que, dans l'intervalle des accès, l'économie se sera trouvée dans des conditions plus favorables à une élimination nouvelle et insensible d'une certaine quantité de principe morbifique, ou dans des conditions de résistance plus ou moins énergique à l'altération du sang.

On doit concevoir combien l'organisation individuelle, le tempérament, l'état actuel de santé des personnes et une foule d'autres circonstances pourront disposer l'organisme soit à réagir plus ou moins énergiquement, soit à se laisser maîtriser par une quantité plus ou moins considérable de principe morbifique, qu'elle pourra aussi laisser se régénérer plus ou moins rapidement et plus ou moins facilement.

Or, l'intervalle de santé apparente, qui sépare chaque accès, déterminant le type de la fièvre, on se rend facilement compte comment une fièvre sera ou quotidienne, ou tierce, etc., chez différents individus ou chez la même personne, bien que l'exposition à cette maladie semble s'être faite dans les mêmes conditions hygiéniques.

Disons aussi que la plus ou moins grande rapidité avec laquelle un accès se produira, après l'infection, dépendra non-seulement de toutes ces conditions réunies, mais aussi de la plus ou moins grande quantité de miasmes absorbée.

Ainsi, raison de l'invasion de l'accès et de la plus ou moins grande rapidité de cette invasion ; raison de la succession des différents symptômes et des types fébriles ; tout, croyons-nous, se trouve suffisamment expliqué ; tout est facilement intelligible, au point de vue sous lequel nous considérons le mode d'influence du miasme sur l'organisme.

Maintenant, supposons que, au moment de l'infection, l'économie se trouve dans des conditions telles que l'énergie de vitalité propre au système nerveux ganglionaire soit apte à résister à la tendance perversive que l'agent fébrile tend à lui faire subir ; supposons que cette énergie vitale suffise pour rétablir le sang dans sa composition normale, il n'y aura, dans ce cas, aucune production d'accès, par suite de l'élimination graduelle et complète de ce même agent. Mais, une fois le premier accès déclaré, il y aura succession plus ou moins considérable d'accès, ou bien cet accès sera le seul, suivant que les conditions dans laquelle se trouvera la personne infectée permettront à son organisation de se débarrasser plus ou moins vite ou plus ou moins complétement du principe morbifique, selon que la période de réaction aura ou non suffi à une élimination suffisante ou complète.

V

ROLE DE LA RATE DANS LES FIÈVRES INTERMITTENTES.

(Appréciation de la théorie de M. le professeur PIORRY.

Actuellement que nous avons passé en revue les différents phénomènes de la fièvre intermittente, et que nous avons pu en apprécier la valeur, nous allons rechercher quel rôle la rate peut être appelée à jouer dans cette maladie.

C'est dans cet organe, on le sait, que M. le professeur Piorry place le siége de la fièvre intermittente légitime ou miasmatique. Les quatre données principales sur lesquelles s'appuie cet auteur, sont que :

1° Dans les fièvres d'accès, la rate est presque toujours augmentée de volume, ou altérée dans sa texture, ou devenue douloureuse;

2° Des coups portés, des chutes faites sur cet organe et qui ont causé son inflammation, ont déterminé des accès fébriles qui, le plus souvent, se sont produits d'une manière périodique;

3° La fièvre dure ou récidive tant que l'hypertrophie de

la rate subsiste; et, aussitôt cette hypertrophie dissipée, les accès ne reparaissent plus;

4° Sous l'influence du sulfate de quinine, la rate diminue de volume en quelques minutes, même lorsqu'elle est saine.

Quel que soit le nombre de cas dans lesquels on n'a pu constater la splénopathie, la première proposition de M. Piorry renferme un aveu de ne pouvoir, dans un certain nombre de cas, découvrir rien d'anormal du côté de la rate. Cet aveu est précieux de la part d'un praticien qui a porté à un si haut degré de perfection les moyens de découvrir les lésions de la rate, et qui fait reposer sur l'existence de ces lésions tout son système des fièvres intermittentes. C'est du reste un aveu qui concorde avec les faits observés par d'autres auteurs qui, même dans des cas assez graves pour avoir occasionné la mort, ont trouvé la rate à l'état normal (1). M. Piorry lui-même, d'ailleurs, trouverait bien moins de lésions spléniques dans la fièvre intermittente si, au lieu de la médecine civile, il pratiquait la médecine militaire. Le civil, en effet, trouve dans la nécessité du travail et les exigences de la vie ordinaire une foule de raisons pour ne se confier au médecin que

(1) M. Dupré, chez un sujet mort dans le cours d'une fièvre intermittente compliquée d'arachnites, a même rencontré la rate diminuée de volume.

lorsque en général il a eu plusieurs accès de fièvres; le militaire, au contraire, n'attend pas, en général, l'invasion d'un second accès pour se déclarer malade. On conçoit facilement par là la différence numérique des splénopathies qu'on pourra rencontrer dans sa pratique, selon qu'on aura à traiter des fébricitants dans le civil ou dans le militaire (E).

La conclusion que nous tirons de ceci, c'est que, dans la fièvre intermittente la rate n'est pas nécessairement malade. Et comment, dans ce cas, peut-elle être considérée comme le point de départ des accès? Comment cela surtout peut-il être lorsque, comme, dans un cas rappelé par M. Bousquet dans la séance académique, la rate manque entièrement.

Il nous semble, du reste, assez facile de se rendre compte de la fréquence des splénopathies dans la fièvre intermittente, sans qu'il soit besoin de faire de la deuxième de ces affections une conséquence ou une expression symptomatique de l'autre. Traversée en effet continuellement par un grand volume de sang vicié, la rate qui, comme tous les organes, possède en elle-même une certaine force de résistance, cette rate pourra pendant un certain temps résister à toute fâcheuse influence et se conserver à l'état normal. Ce cas devra se présenter surtout à l'origine et dans le cours des fièvres intermittentes peu intenses, ou lorsque l'économie sera douée d'une force réagissante assez énergique et assez rapide pour ne pas permettre une trop longue durée à l'incubation ou à la période algide.

Mais, lorsque la force réagissante de l'économie aura été lente à se développer, ou lorsque son énergie ne sera pas en rapport avec l'influence délétère du principe morbifique, comme dans les fièvres, à type quarte par exemple, alors la rate elle-même deviendra malade presque inévitablement, et cet état maladif se révélera par un développement plus considérable et de la douleur dans l'hypocondre gauche. Dans cette dernière supposition, on conçoit que la portion du système nerveux ganglionaire correspondant à l'organe splénique puisse manifester de la souffrance avant que la généralité du système, présidant à la circulation, nous ait révélé la sienne par la manifestation qui lui est propre, c'est-à-dire par des accès. Il y aura donc alors symptômes du côté de la rate avant l'invasion du premier accès fébrile, symptômes qui ne donnent pas plus le droit de rapporter la fièvre intermittente à la splénopathie que toute céphalalgie, par exemple, n'a le droit d'être rapportée à une névropathie cérébrale primitive.

A la deuxième proposition de M. Piorry, nous pourrions répondre que, de ce que la splénite amenée par des causes physiques et directes, a souvent suffi seule pour amener des accès fébriles périodiques, on ne peut être autorisé à conclure de ce fait qu'un agent miasmatique introduit dans le sang, ait besoin d'aller agir sur la rate pour provoquer ces mêmes accès; mais, malgré le mot *souvent*, employé par le professeur de la Pitié, nous pouvons faire observer que le nombre des fièvres intermittentes, qui semblent n'être l'effet que d'une splénite amenée par causes physiques, — ce nombre est assez restreint pour ne pouvoir pas contrebalancer l'autorité des faits ou le développement de la fièvre intermittente, — a évidemment précédé la splénopathie et où des splénopathies graves ont longtemps subsisté sans donner lieu à aucun accès fébrile périodique. A tous les exemples déjà publiés, nous ajouterons le suivant :

Le nommé Wunemberger, voltigeur au 22e léger, d'un tempérament nerveux, et n'ayant jamais eu d'accès fébrile intermittent, entre à l'hôpital de Lauterbourg le 16 juillet 1844, atteint d'une splénite, arrivée sans cause connue, et présentant pour principaux symptômes une fièvre forte continue, une douleur des plus aiguës dans l'hypocondre gauche, douleur qui arrache des cris au malade. La moindre pression à la région de la rate est très-douloureuse, et celle-ci est évidemment d'un volume bien plus considérable qu'à l'état normal : elle dépasse les fausses côtes d'au moins trois centimètres. Une saignée copieuse, aidée d'une application de douze sangsues et d'un régime sévère, amena une cure complète au bout de quinze jours, sans que jamais rien d'intermittent se soit montré dans le cours de la maladie.

N'avons-nous pas, d'ailleurs, des cas où des accès intermittents ont paru avoir pour point de départ une souffrance de l'utérus, des ovaires ou des voies urinaires. M. Piorry, je le sais, dit que ce fait n'a pas lieu d'une manière directe, mais que c'est en agissant d'abord sur les nerfs intercostaux gauches correspondants à la rate, pour la hauteur et sur les plexus de cet organe, que cet effet est produit (D). Nous pourrions répondre à M. Piorry par ses propres paroles, au sujet d'un passage de notre travail : *Dire cela c'est proposer une hypothèse et non la prouver*. Mais nous lui dirons tout simplement : Outre que nous ne voyons pas la nécessité d'admettre que le système nerveux splénique soit l'intermédiaire obligé de toute souffrance de nature à produire sur le système nerveux ganglionaire, l'influence déterminante d'une fièvre d'accès, d'un autre côté la production d'accès intermittents par ces causes, ne prouve qu'une chose, c'est que l'infection du sang par les miasmes marécageux n'a pas le privilége exclusif d'amener dans le système nerveux ganglionaire ce trouble fonctionnel particulier, qui donne lieu aux accès de fièvre intermittente. Songeons de plus à combien de maladies continues donnent lieu les affections de la rate? Combien de fois à la suite de fièvres typhoïdes ne rencontre-t-on pas la rate malade? Est-ce une raison pour attribuer à cet organe toutes les fièvres continues, toutes les fièvres typhoïdes, dans les cas où l'autopsie y révélera une altération.

La troisième proposition pourrait avoir une assez grande valeur au premier aperçu, si le champ de l'observation scientifique était borné à l'expérience personnelle du professeur de la Pitié. Mais, aux faits sur lesquels il s'appuie, il serait facile d'en opposer beaucoup d'autres propres à en détruire la portée. Ainsi, consultez MM. Maillot et Bailly, ces praticiens qui ont été à même d'observer tant de fièvres intermittentes, ils vous diront que : « Les engorgements des viscères abdominaux sont loin d'être toujours incompatibles avec la conservation de la nutrition et l'apparence de la plus brillante santé. Dans les pays marécageux, disent-ils, il n'est pas rare de voir des hommes au ventre énorme être forts et robustes, et se livrer habituellement aux rudes travaux de la campagne. Ils ont eu fréquemment l'occasion de faire cette remarque chez les pâtres de la Corse, si alertes et si agiles. »

J'ajouterai que c'est une remarque qu'on peut aussi facilement faire chez un grand nombre d'Arabes dont les tribus sont soumises aux effluves de terrains marécageux. Il n'est pas rare non plus de voir un changement de climat amener à lui seul la cessation rapide et même brusque d'accès de fièvre auparavant rebelles, et cela, malgré une persistance souvent prolongée d'intumescence splénique. Notre armée d'Afrique en offre de nombreux exemples.

Or, si la rate doit être considérée comme le point de départ des fièvres d'accès, comment concilier la cessation des phénomènes intermittents avec la persistance souvent longue d'hypersplénotrophies souvent considérables. La cure des accès, malgré la persistance de la maladie de la rate, rend pour nous évident que ce n'est pas en s'attaquant à ce dernier organe que les fébrifuges jugent la fièvre intermittente.

Disons de plus, qu'en général, plus une affection a de gravité et de durée, plus elle laisse de traces de son existence, plus aussi elle est sujette à récidiver. Donc l'existence d'une hypersplénotrophie indiquant, en général, dans la fièvre intermittente une intensité plus grande que lorsque ce symptôme n'existe pas, il n'est pas étonnant que les récidives soient plus fréquentes dans le premier cas que dans le second. Ajoutons même que, dans certains cas, la persistance de la maladie splénique peut dénoter que le système nerveux ganglionaire, en général, et le splénique par conséquent, sont encore sous l'influence d'un sang vicié.

Venons maintenant à la quatrième proposition, dans laquelle M. Piorry rapporte la cure des fièvres intermittentes à une action spécifique du sulfate de quinine sur la rate (F).

Bien que cette question puisse être considérée comme jugée, par les considérations émises précédemment, nous ne nous arrêterons pas là, ce que nous avons à ajouter pouvant servir à nous éclairer davantage sur la nature elle-même de la fièvre intermittente, et sur le mode d'action des fébrifuges en général et du sulfate de quinine en particulier.

Bien que le quinquina et quelques-uns de ses produits soient encore considérés aujourd'hui, et avec raison, comme les agents les plus efficaces que nous ayons contre les fièvres intermittentes miasmatiques, nous possédons cependant des succédanés dont quelques-uns jouissent d'une réputation méritée. Parmi eux nous citerons les arsénicaux, la camomille, l'absinthe, la germandrée, le café, l'opium et la digitale, etc., puis, dans certains cas, les ferrugineux.

Employés par certains peuples dès la plus haute antiquité, les arsénicaux, oubliés pendant longtemps, furent remis en honneur par Fowler, praticien anglais, et plus récemment par M. Boudin, en France. Les succès obtenus par ce fébrifuge, précieux dans des cas même rebelles au quinquina, sont désormais incontestables.

L'absinthe, la camomille, la germandrée même, peuvent compter parmi les fébrifuges. La première surtout, a rendu de bons services entre les mains de Pinel, d'Alibert et d'autres praticiens recommandables.

Le café a eu souvent une action très-efficace entre les mains de Coutenceau, Jacques Tompsom et un grand nombre d'autres. Il est d'un usage fréquent dans ce but en Russie et en Morée. Sur moi-même j'ai eu occasion de constater son efficacité, lorsque, après douze mois de fièvre intermittente, en Afrique, mon estomac était devenu rebelle au quinquina et à ses préparations.

L'opium a été préconisé par une foule de bons observateurs, et passait pour un des meilleurs fébrifuges avant la découverte du quinquina.

La digitale a eu beaucoup de succès entre les mains de M. le professeur Bouillaud qui, dit-il, a été conduit à son emploi par des inductions physiologiques.

Or, je le demande, aucun de ces médicaments a-t-il jamais eu une action spéciale sur la rate ? Non. Pour les uns, tels que l'arsenic (1), le café, l'opium et la digitale,

(1) Admettant même que l'action prédominante de l'arsenic soit celle qu'il exerce sur la rate, il est assez curieux de voir que cet agent (d'après les observations du docteur Kuchenmeister de Zittau) la congestionne au lieu de lui imprimer une action de retrait comme le sulfate de quinine. Ainsi, voilà la fièvre intermittente guérie par deux médicaments ayant une action opposée sur la rate. Que devient, après ce, le quatrième argument de M. Piorry?

une propriété évidente au milieu des autres qu'ils peuvent avoir, c'est une action puissante sur la vitalité du système nerveux.

L'absinthe, la camomille et la germandrée sont toniques en même temps qu'elles sont aussi journellement employées contre des affections de nature nerveuse.

A tous ces médicaments, qu'on a vu agir à certaines périodes de la maladie, viennent se joindre les martiaux qui ont réussi là où les autres fébrifuges et le sulfate de quinine lui-même avaient échoué.

Ainsi, le numéro de 1837 du *Journal des Connaissances Médico-Chirurgicales* contient deux cas curieux de cette espèce. Ils sont de M. Gimon, docteur à Thouars.

Le premier se rapporte à un jeune homme de 14 ans qui, dès l'âge de 5 ans, avait eu des accès de fièvre intermittente. Lorsque je vis ce malade, dit l'auteur, il avait le teint pâle, la rate très-saillante, occupant les trois quarts de l'abdomen, sensible au toucher. Il y avait dyspnée, ascite, etc., et de plus des accès fébriles. Prescrit à la dose de deux grammes en vingt-quatre heures pendant quelques jours, le sulfate de quinine fut ensuite porté graduellement à la dose de quatre grammes. Ce traitement, suivi rigoureusement pendant six semaines, n'amena aucune amélioration du côté de la rate; après deux mois de repos, pendant lesquels l'état du malade s'aggrava, il y eut prescription de douze grains de sous-carbonate de fer en vingt-quatre heures, à augmenter de six grains chaque jour et d'un gros de kina en décoction. Le sous-carbonate de fer fut porté progressivement à la dose de trente grammes par jour; et au bout de sept mois la cure était complète. C'est évidemment au sous-carbonate de fer qu'on doit ici attribuer la guérison.

Le sujet de la deuxième observation, aussi dans un état des plus graves, fut soumis sans succès à l'usage du sulfate de quinine, et ne dut sa guérison qu'à un traitement de trois mois par les martiaux.

A l'article FIÈVRE, du *Dictionnaire des Sciences Médicales*, se trouve l'observation d'un sujet de 30 ans, atteint, depuis quatre ans, d'une fièvre quarte rebelle à tous les fébrifuges et qui fut guéri par le sulfate de fer.

Or, si l'action du sulfate de quinine dans les fièvres intermittentes n'était le résultat que d'une influence directe sur la rate considérée comme point de départ de la maladie, évidemment c'est de cet agent, considéré par M. Piorry comme spécifique contre l'hypersplénotrophie qu'on devait, dans ces cas, attendre le plus de succès. Mais malade tout à fait secondairement, à notre avis, la rate ne pouvait revenir à son état normal qu'au moyen d'une médication qui, dans l'état actuel de l'économie, était la plus propre à rendre à sa composition normale le sang dont l'altération était la cause première de tous les accidents. Dans ces cas spéciaux, le fer, en reconstituant le sang, le rend apte à reprendre sur le système nerveux l'empire qu'il a dans l'état de santé, et c'est toujours comme ramenant par une voie différente le système nerveux à son activité normale, qu'il guérit la fièvre intermittente et en même temps la splénopathie.

D'un autre côté, on a vu la rate diminuer de volume sous l'influence de modificateurs qu'on ne regarde pas comme des fébrifuges, tels que la coloquinte, la strychnine, par exemple.

La clinique de M. Andral (mai 1843) a offert l'exemple d'une diminution rapide et assez forte de la rate hypertrophiée chez un malade ayant pris pour tout médicament une infusion de tilleul et d'oranger.

Si nous voulons encore ajouter au poids de ces arguments, examinons comment se présentent les manifestations pathologiques de la fièvre intermittente miasmatique. Avec l'admission de la splénopathie comme point de départ des fièvres intermittentes, ne serait-il pas rationnel de voir les accès se régler pour l'intensité, la fréquence et la gravité sur l'engorgement splénique? Ce fait cependant n'existe pas, et l'on voit, au contraire, que généralement lorsque la rate est malade, son engorgement semble plutôt subordonné à l'intensité et à la gravité des accès.

En admettant le développement des accès par influence directe d'un sang vicié sur le système nerveux ganglionaire, on peut facilement s'expliquer l'engorgement plus considérable de la rate à la suite des fièvres quartes, tandis que si l'on admet la théorie de M. Piorry; l'éloignement des accès semble une contradiction des plus grandes avec l'engorgement relatif plus considérable de la rate.

Cependant, tout en admettant la production de la fièvre intermittente sans l'intervention nécessaire de la rate, nous ne voulons pas prétendre que cet organe, une fois malade, ne puisse jamais avoir aucune influence sur la production des accès. Nous allons voir dans quelle limite nous admettons cette influence.

On n'est pas d'accord sur le but définitif des fonctions de la rate ; mais ce qui est certain, c'est que le sang ne sor pas de cet organe tel qu'il y est entré. Quelle que soit l'élaboration qui a pu avoir lieu, quel que soit son but, cette élaboration existe, et c'est sous l'influence du système nerveux ganglionaire que ce travail s'exécute.

Or, soumis comme tout le reste du système nerveux ganglionaire à l'action d'un sang vicié, celui de la rate voit aussi sa vitalité déprimée, pervertie par cette cause. L'organe en sera pathologiquement affecté avec d'autant plus de rapidité et d'intensité, qu'il est traversé d'une manière continue par une énorme quantité du fluide qui sert de véhicule au principe miasmatique, et que son tissu n'est pas doué d'une grande force de résistance et de réaction.

Ceci admis, quoi d'étonnant qu'un organe d'élaboration sanguine, vicié dans ses fonctions, fasse subir au sang une altération de composition plus grande et concourt parfois de cette manière à produire, à accélérer et à rendre plus intenses les accès de fièvre intermittente ! Quoi d'étonnant qu'il puisse quelquefois amener leur renouvellement ! Ce n'est pas la première fois qu'en pathologie on verrait l'effet devenir cause.

Ce que nous disons de la rate nous sommes même disposé à l'admettre pour le foie, lorsqu'ayant la même origine que la fièvre intermittente, la maladie de cet organe emprunte sa nature à ces causes toutes particulières; car le foie aussi est souvent malade dans les fièvres intermittentes miasmatiques, et, s'il l'est moins souvent que la rate, il le doit peut-être à ce qu'il reçoit moins de sang dans le même temps et à ce que son tissu est plus résistant.

D'après tout ce que nous avons été amené à dire de la rate, on voit déjà que si nous n'admettons pas qu'elle soit le point de départ de toute fièvre intermittente légitime, cependant nous ne sommes pas non plus de l'avis des auteurs qui regardent la splénopathie comme un effet purement mécanique du mouvement qui, pendant la période algide, porte le sang de la périphérie au centre. La splénopathie, ceci nous semble désormais incontestable, préexiste quelquefois à toute invasion d'accès. D'ailleurs, en admettant que l'engagement splénique soit purement un effet mécanique de la concentration sanguine, comment se rendra-t-on compte de la plus grande fréquence et de la plus grande intensité de ces engagements dans les fièvres quartes? S'il en était ainsi, la raison dit que, généralement, et tout étant égal d'ailleurs, l'engorgement splénique devrait augmenter en proportion de la fréquence des accès, et c'est le contraire qui a lieu.

A notre avis, l'hyperplénotrophie est plus considérable et plus fréquente dans la fièvre quarte, parce que ce type dénote chez le malade une moindre puissance de réaction. Dans ce cas, la paresse et la lenteur dans la réaction laisseraient au sang une plus grande latitude pour sa viciation et pour déprimer, pervertir la vitalité du système nerveux splénique; d'où résulterait nécessairement un état pathologique plus considérable. Cette opinion, d'ailleurs, s'accorde avec les faits qui montrent la fièvre quarte succédant assez souvent à des types de fièvre à accès plus rapprochés, alors que l'organisme a déjà été affaibli par la maladie. Ainsi s'explique aussi la difficulté plus grande qu'elle offre pour la cure.

VI

FIÈVRES RÉMITTENTES.

Supposons, dans le système nerveux ganglionaire d'un individu, une facile tendance à la réaction ; mais que cette réaction, une fois mise en jeu, ne puisse pas trouver dans la constitution individuelle assez d'énergie pour se soutenir et éliminer ainsi une suffisante quantité de principe morbifique, l'intermittence ne pourra avoir lieu et l'on aura une véritable fièvre rémittente qui se traduira par les symptômes suivants :

Frisson en général très-léger, faisant rapidement place à une réaction incomplète, avare de cette période de sueur qui, en permettant l'élimination d'une notable portion de principe délétère, contribue si puissamment à amener l'intermittence. Il s'ensuivra que, dans le cours même de la réaction, l'influence pathologique reprendra le dessus, et la succession non interrompue des trois périodes, telles que nous les avons décrites, constituera la fièvre rémittente simple. Je dis fièvre rémittente simple, car cette fièvre emprunte quelquefois son caractère de rémittence à une phlegmasie concomitante des appareils digestif, respiratoire ou nerveux.

On comprend, en effet, facilement, comment les symptômes de phlegmasie de quelque organe venant se mêler à une fièvre intermittente, il en résultera une affection mixte; dans ce cas, le frisson initial de phlegmasies sérieuses se mêlant au frisson de l'affection intermittente, il en résultera un frisson dont l'intensité pourra faire préjuger de la gravité de la maladie. Ce frisson cessant bientôt, fera place à une chaleur qui s'accompagnera de l'exagération des symptômes de réaction propres à la phlegmasie; et par suite, la période de sueur en sera ou bien amoindrie ou même supprimée.

Maintenant, la fièvre intermittente pourra s'être entée sur une phlegmasie primitive, ou avoir précédé la phlegmasie qui, dans ce cas, peut devoir son origine à une cause en dehors de la fièvre intermittente ou être le résultat de cette même fièvre.

Dans les cas simples, l'insuffisance de la puissance réagissante de l'économie et les entraves que le manque d'intermittence met à l'efficacité du sulfate de quinine, rendent assez compte de la gravité plus grande de la fièvre rémittente comparativement à la fièvre intermittente. On comprend facilement et encore mieux ce que les complications phlegmasiques peuvent ajouter à cette gravité.

VII

FIÈVRES INTERMITTENTES PERNICIEUSES.

Que de violentes congestions sanguines aient lieu, soit par suite de la concentration circulatoire, fruit d'une atteinte profonde portée à la vitalité du système nerveux ganglionaire, soit par suite d'une réaction trop énergique, la fièvre intermittente acquerra ce degré de gravité qui lui a fait donner le nom de pernicieuse. Alors, selon que les accidents auront lieu du côté de la tête, de la poitrine ou du ventre, il y aura prédominence des divers accidents qui lui ont fait donner par les auteurs le nom de fièvre pernicieuse, comateuse, délirante, pulmonaire, etc., etc.

VIII

TRAITEMENT.

APPRÉCIATION DU MODE D'ACTION DES FÉBRIFUGES.

Si, de même que pour toutes les maladies, il est très-important de rechercher quelle peut être la nature des fièvres intermittentes, quel rôle, tel ou tel organe, tel ou tel état pathologique jouent dans leur production, il n'est pas moins essentiel de chercher à se rendre compte du mode d'action des médicaments employés à en amener la cure. De la connaissance de ces différents points doit découler, en effet, toute thérapeutique qui veut être aussi rationnelle et aussi efficace que possible. Nous ne sommes pas, on le voit, de ceux qui disent : « *Le sulfate de quinine étant le moyen par excellence pour la cure de la fièvre intermittente, peu nous importe comment il guérit.* » Cette indifférence au sujet du mode d'action de ce précieux médicament se concevrait encore si cette action était infaillible. Mais il n'en est malheureusement pas ainsi.

Je dirai donc : Non, il n'est pas indifférent que vous

connaissiez le mode d'action du fébrifuge; car, lorsqu'il ne guérit pas, vous ne pouvez, le plus souvent, vous rendre compte de son inefficacité, et vous pouvez être alors désarmé pour combattre les cas rebelles à son action.

En considérant donc, comme nous l'avons fait, les accès fébriles comme la manifestation d'un véritable état névropathique, non primitif toutefois, mais subordonné à un état miasmatique du sang, envisageant la question sous ce point de vue, comment expliquerons-nous l'action des agents, employés dans ce cas, pour ramener l'économie à son état normal?

Quelle valeur attacherons-nous à cette propriété dite *antipériodique* du sulfate de quinine, par exemple? Suffira-t-il d'admettre dans ce corps une action tonique énergique ou une influence antimiasmatique particulière? ou bien faudra-t-il lui reconnaître les deux propriétés à la fois, pour se rendre compte de l'efficacité de son action? ou bien encore ce mot *antipériodique* serait-il un de ces mots commodes dont on se sert pour exprimer une action médiatrice, inexplicable pour nous?

Non, je ne crois pas que la théorie ait ici à avouer son impuissance; non, je ne crois pas que l'action des fébrifuges soit plus inexplicable que celle d'autres agents thérapeutiques employés chaque jour dans le but de ramener à l'état normal, en les déprimant, activant ou modifiant, certains actes de l'économie, amenés, par une cause connue ou inconnue, à un degré d'activité, de dépression ou de perturbation incompatible avec l'exercice régulier des fonctions qui constituent la santé ou la vie.

S'il est impossible de dénier à l'écorce du Pérou ou à son principe actif une action tonique énergique, ce ne peut être à cette propriété qu'on doit attribuer cette efficacité si remarquable, qui l'a fait regarder pendant longtemps comme le seul spécifique certain de toute fièvre intermittente miasmatique; car, s'il en était ainsi, pourquoi tous les toniques, et la liste en est longue, pourquoi tout ce qui est tonique n'aurait-il pas une propriété fébrifuge? Quels plus puissants toniques que ces aliments où l'azote surabonde, et dont l'action tonifiante est d'autant plus énergique et persistante que l'économie s'assimile les principes auxquels ces substances doivent leurs propriétés. A ce point de vue, ne devraient-ils pas avoir une efficacité au moins égale à celle du quinquina?

Tonique et modificateur puissant de la vitalité nerveuse surtout, le quinquina, mis au moyen de la circulation en contact avec le système nerveux ganglionaire, lui imprime un mode d'activité tel qu'il doive en résulter, pour le sang, une tendance d'élaboration en opposition continue avec sa composition anormale actuelle. De la mise en présence des deux puissances antagonistes, il résultera que celle qui tend à rétablir l'état physiologique prévaudra d'autant plus, que l'économie n'aura pas été trop profondément atteinte, et que toutes les conditions d'une bonne thérapentiqne, telles que dose, opportunité, etc., etc., de médicament auront été plus exactement remplies. A ce point de vue donc, l'élimination du principe délétère aura nécessairement lieu, si l'agent médicamenteux a un pouvoir tonique et modificateur assez énergique, non-seulement pour faire résister le système nerveux à l'action hyposthénisante et perversive de cette cause perturbatrice, mais encore pour la faire réagir contre elle, de manière à ce que son séjour dans l'organisme devienne incompatible avec la modification que, sous l'influence du fébrifuge, le système nerveux ganglionaire tend à faire subir au sang. Il y a donc, pour nous, dans le quinquina, une action tonique énergique jointe à une puissance modificatrice particulière sur la vitalité nerveuse; double influence qui, dominant celle que par sa composition anormale le sang tendait à faire subir au système nerveux, met celui-ci dans des conditions d'élaboration de nature à le rendre, plus ou moins rapidement, à sa composition normale. On le voit, dans l'agent modificateur les deux actions sont simultanées, et l'on peut concevoir que l'une ou l'autre agira d'autant plus efficacement, qu'elle prédominera plus ou moins et qu'elle trouvera le système nerveux ganglionaire dans des conditions plus propres à ressentir sa prédominance d'action.

Or, la propriété tonique du quinquina est hors de contestation ; l'action énergique sur le système nerveux n'est pas plus contestable lorsqu'on observe attentivement ses effets physiologiques. C'est probablement parce que ces deux principes, l'un tonique et l'autre modificateur, y sont combinés d'une manière plus avantageuse que dans tout autre fébrifuge connu, que l'écorce du Pérou est encore aujourd'hui le médicament qui possède la vertu thérapeutique la plus certaine contre les fièvres intermittentes légitimes.

Quelques-uns des succédanés du quinquina ont aussi cependant une action assez puissante et peuvent même donner lieu à des succès inespérés dans certains cas où le fébrifuge par excellence aurait échoué. C'est, nous en sommes convaincu, parce que l'on s'est trop peu occupé des différences d'état fébrile qui pouvaient nécessiter le choix de telle médication de préférence à toute autre ; c'est, en un mot, parce que, grâce à l'efficacité si grande du quinquina, l'empirisme a jusqu'ici trop prévalu dans le traitement des fièvres d'accès, qu'on a vu, sans pouvoir s'en rendre compte, certaines de ces fièvres céder par hasard à telle médication, tandis que toute autre avait échoué. C'est parce qu'on s'est trop peu attaché à se rendre compte de l'état actuel de l'économie, qu'on n'a pu comprendre pourquoi tel médicament, impuissant aujourd'hui sur tel fébricitant, aura, quelques jours plus tard, chez le même sujet et dans la même maladie, une efficacité d'action qu'on n'avait pu auparavant obtenir.

Il y a, selon nous, encore une étude étendue à faire à l'occasion des fièvres intermittentes, c'est celle des conditions d'efficacité de telle ou telle médication. Ainsi l'opportunité de l'administration des ferrugineux se conçoit très-bien dans ces états où la composition chimique du sang est tellement altérée que la modification de vitalité, imprimée par un fébrifuge au système nerveux, ne suffit plus pour ramener ce fluide à sa composition normale. Reconstituer le sang est alors un préliminaire indispensable, et suffira même souvent, sans autre médication, à guérir la fièvre intermittente et les accidents que sa durée prolongée aura pu occasionner. Le fer est, ainsi que ses préparations, un médicament précieux, quant aux modifications de composition qu'il fait subir au sang. Nous sommes persuadé que ce sont des médicaments trop négligés, et que les martiaux, par leur association au quinquina et à ses préparations, rendraient de grands services dans le traitement des fièvres intermittentes miasmatiques. Quelques faits que nous avons recuillis, mais en nombre encore trop restreint, viennent à l'appui de cette opinion.

Ne préviendrait-on pas, et ne parviendrait-on pas plus souvent à vaincre l'opiniâtreté et la gravité de certaines fièvres intermittentes, si on s'attachait avec ardeur à découvrir quelles sont les conditions qui rendent ces fièvres opiniâtres et graves? Ce point serait des plus importants dans les localités où la fièvre intermittente est endémique et passe quelquefois si brusquement au caractère pernicieux. Ne préviendrait-on pas plus souvent de ces mécomptes funestes si, moins confiant dans l'administration exclusive du quinquina ou de ses préparations, on leur associait, d'après indication, de quoi augmenter soit leur action tonique, soit leur propriété modificatrice, soit de quoi ajouter à ces deux propriétés ou activer et aider leur action?

IX

CONDITIONS D'EFFICACITÉ DES FÉBRIFUGES.

1° Pourquoi, pour être dans les conditions les plus favorables d'efficacité, l'administration du sulfate de quinine doit-elle avoir lieu dans l'intervalle des accès?

2° Pourquoi, donnés trop près de l'accès à venir, les fébrifuges ont-ils une action bien moins efficace ou même nulle sur l'accès subséquent?

3° Où est la raison d'une efficacité d'autant plus grande, en général, que l'administration du fébrifuge s'éloigne davantage de l'invasion prochain d'un accès?

4° Pourquoi, moins le type de la fièvre est rapproché, plus la dose du fébrifuge doit être élevée?

La réponse aux trois premières questions peut se trouver dans l'histoire de toutes les médications. Pourquoi, par exemple, le mercure, dans certains états de l'économie, aggrave-t-il les accidents vénériens, tandis que, dans d'autres circonstances, ce sera l'agent le plus efficace contre cette maladie? On l'a souvent dit, avec raison, le bon médecin n'est pas celui qui sait que telle médication en général est applicable à telle maladie ; le véritable tact médical consiste dans l'opportunité de la médication. C'est un axiome médical, que, pour avoir toute l'efficacité désirable, tel médicament doit trouver l'organisme dans certaines conditions d'état, hors desquelles son action sera bien moins efficace, ou même nulle, sinon nuisible. Or, je le demande, quelle immense différence entre l'état de l'économie dans l'apyrexie et celui dans lequel elle se trouve pendant les accès. Ensuite, tout agent médicamenteux, on le sait, a besoin d'un certain temps de séjour dans l'économie pour modifier assez puissamment l'organisme ; et, avant de pouvoir agir, il faut nécessairement qu'il soit absorbé. Or, les fébrifuges les plus employés, le quinquina ou son principe actif, sont des médicaments d'une absorption lente. Cette action spéciale, qu'ils ont sur le système nerveux, il leur faut six, huit, vingt et quelquefois vingt-quatre heures pour qu'elle ait toute sa puissance. La rapidité d'action, du reste, augmente avec les doses. Est-il donc étonnant que, par une administration tardive, le fébrifuge n'ait pas le temps de prévenir l'invasion prochaine d'un accès ? Est-il étonnant que l'effort d'action du fébrifuge, ne se développant que lors de l'invasion de l'accès, cette circonstance mette l'économie dans des conditions non-seulement peu favorables, mais encore tout à fait défavorables, et que, de la simultanéité de ces deux tendances opposées, l'une médicatrice et l'autre maladive, résulte non-seulement annulation de l'action médicatrice, mais même, parfois, aggravation de l'état maladif.

Mais, outre ces raisons, n'est-il pas évident que plus on se rapprochera de la fin de l'accès antérieur, plus on aura la chance de rencontrer l'économie dans des dispositions à la réaction, et, par conséquent, plus on luttera avec efficacité contre la génération nouvelle du principe morbifique?

Les raisons de production du type quarte, telles que nous les avons admises, nous rendent facile la réponse à la quatrième question. Si, en effet, ce type est l'annonce d'une paresse de la réaction de l'organisme, il n'est pas étonnant que, pour la cure de ce type, il faille une plus forte dose de fébrifuge.

X

ACCIDENTS CONSÉCUTIFS.

Les principaux sont un engorgement des viscères abdominaux, le gonflement de la rate particulièrement, des hydropisies et une lassitude souvent prolongée.

Nous avons assez parlé de la rate ; et comme les autres accidents, en même temps qu'ils ne peuvent fournir d'objection contre notre théorie, n'offrent non plus rien qui puisse servir à mieux en consolider la base, nous ne les mentionnerons ici que pour mémoire.

XI

PROPOSITIONS. — RÉSUMÉ.

1° La cure des fièvres intermittentes par des médicaments toniques et irritants prouve suffisamment que leur nature n'est point une irritation des voies gastro-intestinales.

2° Les mêmes raisons excluent l'idée d'une irritation cérébro-spinale, dont d'ailleurs la gravité s'accorde fort peu avec le peu de gravité qu'offrent en général les fièvres intermittentes simples, même quelquefois de longue durée.

3° Un trouble aussi grand de la circulation dans la fièvre intermittente ne saurait s'accorder avec l'hypothèse d'une affection cérébro-spinale, sans entraîner l'admission des troubles fonctionnels considérables du côté du centre cérébro-spinal.

4° L'irritation des centres nerveux a des symptômes qui lui sont propres, symptômes qui n'ont aucune analogie de gravité avec ceux de la fièvre intermittente simple, et viennent seulement se surajouter à ces derniers dans certains cas pernicieux.

5° La rate n'est pas nécessairement malade dans la fièvre intermittente.

6° Des engorgements considérables de la rate peuvent exister avec les apparences de la meilleure santé, et cela pendant longtemps, sans donner lieu à aucun accès fébrile.

7° Le sulfate de quinine peut juger définitivement la fièvre intermittente sans guérir la splénopathie.

8° Les ferrugineux, les arseniaux, le café, l'opium, la digitale et d'autres médicaments sans aucune action spécifique sur la rate, peuvent très-bien guérir des fièvres intermittentes, même rebelles au quinquina.

9° On a vu des engorgements considérables de la rate se dissiper sous l'influence de médicaments dont la principale propriété est d'agir comme modificateurs de vitalité nerveuse.

10° Certains médicaments, tels que la strychnine, la coloquinte, peuvent combattre l'engorgement splénique sans modifier les accès fébriles.

11° La gravité, l'intensité de la fièvre intermittente simple ne se règlent pas sur l'intensité de l'engorgement splénique.

12° L'engorgement de la rate est, en général, d'autant plus considérable que la période algide de la fièvre a été plus intense et que le type de celle-ci est à accès plus éloignés.

13° La disparition de la splénopathie ne juge pas nécessairement la fièvre intermittente.

14° De ces neuf dernières propositions on peut rationnellement conclure que la rate n'est pas le point de départ des fièvres intermittentes.

15° Comme la fièvre intermittente, la splénopathie est un symptôme de l'état miasmatique du sang.

16° La concentration sanguine qui s'opère pendant la période algide des fièvres intermittentes contribue beaucoup à augmenter la splénopathie.

17° Le peu de force de réaction du tissu de la rate, le grand volume de sang vicié qui la traverse dans les fièvres intermittentes rendent facilement compte de la fréquence des splénopathies.

18° La cause prochaine de la fièvre intermittente est un état miasmatique du sang.

19° Dans la fièvre intermittente simple, les accès fébriles sont l'expression symptomatique d'une névropathie du système circulatoire ; c'est une étéronervie souvent dépressive de ce même système. La nature des symptômes, l'action médicatrice s'accordent avec cette manière de voir.

20° Les différents phénomènes de la période algide doivent seuls être considérés comme l'expression véritable de la souffrance du système nerveux ganglionaire, les deux périodes de chaleur et de sueur étant constituées par la réaction de l'organisme.

21° La rapidité d'invasion des accès, leur nombre et leur intensité dépendent de la quantité de miasmes absorbés, de l'état actuel de l'organisme, de la plus ou moins grande facilité du système nerveux ganglionaire à se laisser déprimer ou pervertir dans son action.

22° La période de santé, apparente, ou intermittence, dépend de la quantité de principe morbifique éliminée par la période de réaction, ou neutralisée par le travail que fait subir au sang le mode de vitalité particulière imprimé au système nerveux ganglionaire par les fébrifuges.

23° Le renouvellement de l'accès dépend de la quantité de principe morbifique éliminée ou neutralisée, de la plus ou moins grande facilité de l'organisme à se laisser dominer par l'action perversive d'un sang vicié sur le système nerveux ganglionaire, et de l'influence morbide qu'exerce sur la composition de ce sang le système nerveux lui-même dont la vitalité est pervertie.

24° Le type quarte est le résultat d'une tendance moins grande de l'organisme à la réaction, que dans les types à accès plus rapprochés.

25° La splénopathie, en mettant la rate dans des conditions d'élaboration vicieuse du sang, peut contribuer à accélérer, à rendre plus intenses et même produire les accès fébriles.

26° Le système nerveux ganglionaire peut commencer à manifester sa souffrance, soit du côté de la rate, soit du côté des ovaires, ou encore de tout autre organe, sans que pour cela on soit autorisé à faire de l'un ou l'autre de ces organes le point de départ de la fièvre intermittente.

27° Que l'organisme, ayant une facile tendance à la réaction, ne trouve pas en lui-même assez d'énergie pour éliminer une suffisante quantité du principe délétère, de manière à permettre une période de calme ; les accès se succédant sans intermittence constitueront la fièvre rémittente simple.

28° Qu'une phlegmasie continue, concorde avec une fièvre intermittente, le frisson initial de la première se confondra avec le frisson de la deuxième, la chaleur de la fièvre continue se continuera ensuite jusqu'au frisson prochain de la fièvre intermittente, et l'on aura la fièvre rémittente composée.

29° Que trop d'intensité dans la période algide ou trop d'énergie dans la période de réaction déterminent de violentes congestions sanguines vers des organes importants, on aura la fièvre pernicieuse.

30° Les fébrifuges agissent soit comme modificateurs

de la vitalité nerveuse, soit comme toniques et modificateurs tout à la fois.

31° Agir en modifiant la vitalité du système nerveux ganglionaire qui préside à la sanguinification, c'est modifier cette sanguinification elle-même. C'est ainsi que nous concevons l'action du sulfate de quinine pour ramener le sang à sa composition normale.

APPENDICE.

(A) C'est à dessein que nous avons employé le mot *miasmatiques* au lieu du mot *paludéennes* qu'emploie M. le professeur Piorry. Pour moi, que des matières végétales entrent en fermentation, en putréfaction dans un étang, un marais ou à l'air libre, elles n'en sont pas moins aptes, dans l'un comme dans l'autre cas, à produire des fièvres intermittentes, légitimes ou franchement déterminées. Ne pouvons-nous même pas considérer les égouts de nos villes comme de vastes foyers miasmatiques souterrains, dégageant par leurs ouvertures des émanations méphytiques susceptibles, dans certaines circonstances, d'avoir la même influence. Les fièvres intermittentes dues à ces deux dernières causes pourront peut-être exiger, pour leur entier développement, des conditions plus favorables de climatologie, d'individualité de saison, etc. Ces conditions pourront imprimer, dans certains cas, à leur marche, à leur physionomie, à leur intensité des nuances particulières ; mais je ne vois pas de raison pour en faire deux classes distinctes de fièvres.

Ainsi, à Guillestre (Hautes-Alpes), où le 22e d'infanterie légère était cantonné en 1848, presque chaque maison a son écurie où on accumule non-seulement le fumier, mais encore toutes les immondices des rues pour en faire de l'engrais. Eh bien, nous y avons eu un grand nombre de fièvres intermittentes aussi bien déterminées que celles produites par influence paludéenne. Nous avons même eu des accès pernicieux, puis des fièvres dites *larvées*.

Mais je vois d'ici M. le rapporteur sourire à ce mot de *fièvres lar-*

vées. C'est sa bête noire ; car il leur manque, pour avoir le droit de s'appeler fièvres, le caractère le plus essentiel à ses yeux, la splénopathie, bien que, d'après son aveu, ce caractère ait fait défaut à son tact splénique dans plusieurs cas qu'il considère comme des fièvres intermittentes bien et dûment légitimes. Il leur a même lancé un trait dans la discussion. Mais ce n'est pas avec de bons mots que se fait la science.

Pour nous, nous nous rangeons du côté de ceux qui admettent les fièvres larvées. Leur caractère de périodicité, leur développement sous les mêmes influences, leur curabilité par les mêmes moyens nous suffisent pour légitimer leur place auprès des fièvres intermittentes dites légitimes ; ce sont des fièvres intermittentes auxquelles des circonstances particulières d'individualité de tempérament, d'influence morbifique, n'ont pas permis d'acquérir un développe ment franc et complet.

Est-il donc plus difficile d'admettre que les fièvres, dites *larvées*, sont de la nature des fièvres intermittentes, que de considérer les sueurs périodiques isolées, les frissons ou les chaleurs de même nature comme des modifications de ces mêmes fièvres (1), ainsi que le fait M. Piorry? Mais admettre que les fièvres, dites *larvées*, sont de la famille des fièvres intermittentes, c'est prêter force à l'opinion qui place le siége de la fièvre intermittente dans le système nerveux, tandis que les sueurs périodiques, etc., servent d'argument à M. Piorry pour faire des lésions les plus variées de la rate le point de départ de cette même fièvre. Voilà pourquoi il repousse la première opinion et admet l'autre, sans s'inquiéter qu'à ce point de vue on pourrait placer le point de départ de certaines fièvres intermittentes dans d'autres organes ; car, pourquoi ne verrait-on pas aussi des modifications de fièvre intermittente dans ces sueurs qui reviennent parfois à des moments périodiques, dans la pneumonie tuberculeuse, etc., par exemple? Au reste, dès qu'il est admis que la splénopathie n'est pas une condition indispensable de l'existence des fièvres intermittentes les mieux caractérisées,

(1) *Bull. de l'Acad. de Médecine*, tom. XIII, pag. 1096.

l'argument de M. Piorry contre l'admission des fièvres intermittentes larvées, cet argument perd toute sa valeur.

(B) Après le développement des considérations qui motivent notre opinion sur la nature des fièvres intermittentes, ne doit-on pas être étonné que M. Piorry vienne dire, dans un passage de son argumentation, que cette opinion, de notre part, n'est fondée que sur l'étude des symptômes et des considérations physiologiques ; dans un autre, que mon travail est presque entièrement basé sur une hypothèse? Je pourrais commencer par répondre qu'une hypothèse n'est pas toujours tant à dédaigner que l'insinue M. le rapporteur. Bien des faits physiques arrivent à une démonstration rigoureuse avec une hypothèse pour point de départ. Mais disons qu'il y a inexactitude dans le rapport. Mon opinion sur les fièvres intermittentes est, en effet, fondée sur des considérations physiologiques, l'étude des phénomènes morbides et celle de l'action et des propriétés bien connues des médicaments. S'il est vrai que *morborum naturam ostendunt curationes*, ce principe acquiert une valeur certainement bien plus considérable, lorsque les différentes manifestations morbifiques viennent lui donner raison. Ce n'est certes pas à M. Piorry qu'on devrait être obligé de rappeler que les faits matériels ne sont pas seuls aptes à établir une opinion. Que deviendrait, par exemple, à ce point de vue, la nomenclature des maladies nerveuses, etc.?

Nous verrons, du reste, plus loin, si M. Piorry, qui fait si bon marché des inductions physiologiques, lorsque je les invoque en faveur de mon opinion ; si, dis-je, il professe pour elles le même dédain lorsqu'il croit pouvoir les faire tourner au profit de sa manière de voir.

(C) M. Piorry s'étonne que les innombrables réactions, qui forment la période de sueur, ne déterminent pas, à notre point de vue, une évacuation complète du miasme (1), et, par suite, la cessation de la fièvre. Il se serait évité cet étonnement s'il avait tenu compte de l'altération particulière que, suivant nous, subit le sang, sous l'influence d'un système nerveux dont la vitalité est pervertie, s'il avait tenu compte du rôle que joue nécessairement cette altération du sang dans la production des accès. Ainsi, la fièvre intermittente étant une fois produite, sa cessation dépend non-seulement de l'évacuation du principe toxique, mais encore d'une véritable reconstitution du sang, soit qu'il s'épure par les seules forces de l'organisme, soit que, pour être ramené à l'état normal, il ait besoin de l'influence puissante du sulfate de quinine ou de tout autre médicament sur le système nerveux.

(D) Nous disions plus haut que M. Piorry, en fait d'inductions, n'est pas aussi rigoureux envers lui-même qu'il l'est envers ses adversaires. Nous allons en avoir une preuve.

Il m'oppose (2) qu'on connaît trop peu les nerfs des vaisseaux, leur distribution, leurs fonctions pour que je puisse fonder sur eux ma manière de voir; que, d'ailleurs, on ne peut guère isoler autrement qu'en théorie ces nerfs du tissu des vaisseaux.

Nous en demandons bien pardon à M. le rapporteur, les beaux et savants travaux de M. Brachet (de Lyon) ont très-bien montré quel est le système de nerfs qui préside à la circulation; et, pour admettre la maladie d'une des parties constitutives d'un organe, on n'a jamais, que je sache, exigé qu'on pût isoler cette partie à l'aide du scalpel.

Que fait-il, d'ailleurs, de son côté? Il découvre, par l'exploration, une douleur à la région qui correspond au plexus splénique, et, élaguant par la pensée tous les autres tissus de cette région, il dit: « C'est le plexus qui souffre! » Mais, admettant même la souffrance réelle et constante du plexus splénique, ce seul fait suffirait-il

(1) *Bull. de l'Acad. de Méd.*, tom. XIII, pag. 1092.
(2) *Ibid.*, tom. XIII, pag. 1090 et 1091.

pour faire de ce plexus le point de départ de la maladie? Non, assurément. Le plexus splénique serait ici souffrant au même titre que tout le système nerveux. Défions-nous, d'ailleurs, de ces douleurs produites par la pression à la région splénique. On sait combien il est facile de les développer chez certains individus dans l'état de la plus parfaite santé.

Cette différence est fondamentale entre M. Piorry et moi : pour lui, il admet que le sang, déjà modifié, altéré dans sa composition, a besoin d'aller agir sur la rate avant d'influencer tout l'organisme, et cela par l'intermédiaire obligé du système nerveux splénique; et, moi, je ne crois pas à ce rôle spécial et obligé de la rate et de son plexus. Je dis que le système nerveux ganglionaire tout entier, recevant dans le même temps un sang vicié, en reçoit partout et dans le même temps une pernicieuse influence, et cette souffrance générale se révèle dans les phénomènes connus de la fièvre intermittente. Ce n'est point à dire pour cela que nous refusions à tout autre appareil que le système nerveux ganglionaire la propriété d'être pathologiquement affecté par les miasmes paludéens. Seulement, c'est, selon nous, dans cette partie du système nerveux, qui préside à la circulation, que la fièvre intermittente puise son caractère constitutif et prédominant.

Sans se l'avouer, d'ailleurs, M. Piorry sent tellement bien l'impossibilité d'établir une corrélation exacte entre sa splénomacrosie, *affection continue*, et les symptômes de la fièvre *intermittente*, qu'il est obligé d'appeler à son aide l'action du système nerveux comme cause de la périodicité (1). Or, cette périodicité est évidemment le phénomène morbide auquel on s'attaque et on s'est toujours attaqué; et, quand c'est en n'ayant en vue que ce phénomène est essentiellement lié, même de son aveu, au système nerveux, que l'on est arrivé à si bien traiter et guérir, il ne veut pas que j'accorde à ce système le premier rang dans la production de la fièvre intermittente!

Non, cependant, vous répondra M. Piorry, *le point culminant en*

(1) *Bull. de l'Acad. de Méd.*, tom. XIII, pag. 1103.

thérapie n'est pas de faire cesser la fièvre, mais de remédier à l'état morbide de la rate (1). Mais, au moins, quand j'aurai ramené la rate à l'état normal, aurai-je guéri la fièvre? car, d'après la théorie de M. Piorry, si, sous l'influence du sulfate de quinine, la rate revient à son état normal, c'est qu'apparemment le médicament a annihilé la cause morbifique qui avait amené et entretenait la splénopathie, ce *sine quâ non* de la fièvre intermittente légitime : *sublatâ causâ ollitur effectus!* Il n'en est rien cependant. On possède un assez grand nombre d'observations de malades morts d'accès pernicieux, ayant présenté à l'autopsie une rate tout à fait à l'état normal.

Que répond M. Piorry? *Que dans les fièvres pernicieuses ce n'est point la lésion de la rate qui fait périr, mais bien l'action du miasme paludéen sur le système nerveux.* Que conclure de ceci? C'est que si la mort a lieu malgré le retour de la rate à son état normal, à plus forte raison la fièvre intermittente peut persister dans les mêmes conditions. C'est que le point culminant en thérapie n'est pas d'agir sur la rate, mais bien sur l'altération du sang, sur ce système nerveux dont la perversion de vitalité, en amenant la mort, dénote par là son importance et sa prédominance de rôle sur celui de la rate.

Par l'aveu que nous venons de transcrire, notre antagoniste a certainement mis à néant un des principaux arguments qu'il donnait en faveur de sa thèse : à savoir, l'action du sulfate de quinine sur la rate.

Mais continuons. *Si la rate ne s'empare pas d'une assez forte proportion de miasmes (et il paraît que telle est en partie sa fonction), la mort peut être la conséquence de la toxemie qui survient* (2).

Comment! page 1103, c'est l'influence du miasme sur le système nerveux, et non la lésion de la rate, qui amène la mort. Ici c'est la toxemie. Et, après ces aveux, M. Piorry veut encore, par une contradiction incompréhensible, que la lésion de la rate soit prédominante pour le thérapeutiste; il veut que ce soit à elle qu'on doive exclusivement s'adresser pour arriver à la cure d'une fièvre inter-

(1) *Bull. de l'Acad. de Méd.*, tom. XIII, pag. 1103.
(2) *Ibid.*, tom. XIII, pag. 1247.

mittente! Au lieu d'une conséquence contradictoire, tirez de ces deux aveux une conséquence rigoureuse, et bien évidemment vous ne pourrez qu'y voir deux puissants arguments fournis par mon adversaire en faveur de ma manière de voir. De plus, en faisant jouer à la rate ce rôle d'absorbant des miasmes, de deux choses l'une : ou la rate, sous l'influence du sulfate de quinine, ne revient à l'état normal que par la neutralisation du principe morbifique, cause de sa maladie, et alors je ne puis comprendre, soit la continuation de la fièvre, soit à plus forte raison la mort ; ou bien le médicament n'a guéri la rate qu'en provoquant l'expulsion, dans le système circulatoire général, du sang encore chargé de l'élément miasmatique. Dans ce dernier cas, votre thérapeutique a dû amener à elle seule, du moins contribuer à amener la mort du malade. Vous auriez donc bien mieux fait de ne pas troubler ce rôle d'absorbant salutaire, par l'administration intempestive de votre sulfate de quinine.

(E) Si, par les raisons déduites de notre Mémoire, la rate est un des organes qui sont le plus souvent et le plus manifestement malades que les autres, elle le sera cependant moins souvent qu'on ne serait porté à le croire, en ne considérant même que la pratique de M. Piorry et les déductions qu'il en tire. En effet, pour lui, toutes les maladies de la rate, depuis la douleur jusqu'à l'abcès, le cancer, les tubercules et même jusqu'au simple déplacement (1), toutes peuvent engendrer la fièvre intermittente. Eh bien ! s'il vous répugne, comme à tant d'autres, comme à nous, d'admettre que des états pathologiques de la rate, si divers par leur nature et leur gravité, puissent tous donner naissance à une maladie si une et si tranchée, dans sa nature, que la fièvre intermittente, et cela en déterminant seulement de simples variétés de type et d'intensité ; s'il vous répugne d'admettre ce que cela a de peu rationnel et de peu rigoureux, voyez de combien se réduira encore la valeur de cette propo-

(1) *Bull. de l'Acad. de Méd.*, tom. XIII, pag. 1091.

sition, qui sert à M. Piorry d'argument en faveur de sa théorie. savoir, que, *dans les fièvres d'accès, la rate est presque toujours augmentée de volume, ou altérée dans sa texture, ou devenue douloureuse.*

(F.) La maladie de la rate étant envisagée par M. Piorry comme tout à fait indispensable au développement de la fièvre intermittente paludéenne, le fait de la diminution de l'organe, sous l'influence du sulfate de quinine, devait logiquemement, dans l'esprit même du praticien, donner force à cette induction que, pour guérir la fièvre, il faut que le sulfate de quinine aille modifier la rate. Là où la cause morbifique va frapper pour produire la maladie, il faut que le médicament y frappe à son tour pour guérir.

Admettant la spécificité d'action du sulfate de quinine sur la rate, rien à nos yeux n'autoriserait à y voir une nécessité de connexion entre ce fait et celui de la cure des fièvres intermittentes. Ce que nous avons dit plus haut des cas de mort ou de persistance de la fièvre malgré le retour de la rate à l'état normal, ce seul fait suffirait seul pour nous donner raison sous ce rapport. Le sulfate de quinine a très-probablement sur d'autres organes une action spéciale aussi énergique qui n'en est pas moins réelle, parce qu'elle a pu échapper à nos moyens d'investigation ou parce que notre attention n'a pas encore été appelée à se diriger de ce côté.

Ainsi, pour ne parler que du foie, que M. Piorry a trouvé si rarement malade pendant la vie, tandis que, à l'autopsie, M. Maillot l'a trouvé 18 fois malade sur 23 cas de fièvre intermittente, ce dernier résultat n'autorise-t-il pas à croire que, si le tissu du foie était moins compacte et avait une extensibilité aussi facile que celui de la rate, il manifesterait, pendant la vie, une augmentation de volume aussi fréquente que celui de la rate ?

Pour nous, le système nerveux de la rate participe aux modifications de vitalité que le sulfate de quinine imprime au système nerveux en général. C'est secondairement sous cette influence qu'elle diminue de volume.

On ne peut nier ce que cette manière d'envisager les faits emprunte encore de force à la cure de la fièvre intermittente par des médicaments exclusivement modificateurs du système nerveux et du sang ; et cela, souvent, malgré la persistance de la maladie splénique.

Ce sont des considérations qui n'ont pas même été effleurées dans le rapport de M. Piorry.

OBSERVATIONS.

I

FIÈVRES INTERMITTENTES TRAITÉES PAR LE SULFATE DE QUININE SEUL.

Observation 1re.

WEISS (Simon), carabinier au 1er bat. du 22e léger.	*Diagnostic*. Fièvre intermittente quotidienne.

Forte constitution, tempérament bilioso-sanguin. Habituellement bien portant.

Entré le 4 juin 1844 à l'hôpital de Lauterbourg, il est pris le 16 d'un accès de fièvre, dont la période algide a duré une heure et celle de réaction deux heures. Pas de vomissement. La rate a 7 cent. 1/2.

17 juin. — Diète, limonade tartrique, sulfate de quinine 0,5 décig.

18. — La fièvre est revenue la veille, le frisson a duré un quart d'heure et la période de réaction une heure et demie.— PRESCRIPTION. Diète; lim. tart., sulf. de quin. 0,2.

19. — La veille, frisson qui dure un quart d'heure et période de réaction, une heure et demie. — PRESCRIPTION. Bouillon, lim. tart., sulf. quin. 0,1.

Dès lors plus d'accès. Néanmoins, on croit devoir continuer le sulfate de quinine jusqu'au 22. La rate a 7 centimètres 1/2.

Observation 2e.

GANGEL, chasseur à la 3e comp. du 3e bat. 22e léger. | *Diagnostic.* Fièvre intermittente quotidienne.

Constitution moyenne, tempérament lymphatico-sanguin.

Le 15 avril 1844 il est pris d'un accès qui se renouvelle le 16. Il fixe à la période algide une durée d'une heure et à celle de réaction deux heures. Appelé près du malade le 16, à dix heures du soir, je ne puis que constater la période de réaction. Rate à 7 centimètres 1/2.

Le 17, trois heures avant l'accès, administration du sulate de quinine, 0,5 ; tis. amère. Diète.

18. — Le malade est bien. Il n'a pas eu d'accès la veille et n'en a pas depuis. Rate, 7 centimètres 1/2.

Observation 3e.

SCHWALME, chasseur au 22e léger. | *Diagnostic.* Fièvre intermittente quotidienne.

Forte constitution, tempérament nerveux. Habituellement bien portant.

Le 31 mai 1846, à deux heures du soir, accès de fièvre intermittente, dont la période algide dure une heure et un quart et celle de réaction trois heures. Il y a un léger enduit muqueux de la langue; inappétence. Rate à 8 cent. Excitation nerveuse assez prononcée.

1er juin, dix heures du matin. — Diète. Inf. tilleul, sulfate de quinine, 0,5.

2 juin. — Il n'y a pas eu d'accès la veille et il n'y en a pas eu depuis. Rate à 8 centimètres.

Observation 4e.

PETIT (Pierre), chasseur au 22e léger. } *Diagnostic.* Fièvre intermittente quotidienne.

Constitution moyenne, tempérament mixte.

Le 12 janvier 1847, il est atteint, pour la première fois, d'un accès, dont la période algide a, dit-il, duré environ une heure et celle de réaction trois heures et demie. Cet accès revient le 13 et le 14, et ce n'est que le 15, au matin, que le malade se déclare. Il ne présente alors à l'observation qu'une langue un peu muqueuse. Je le mets en observation, et je constate, le même jour, à une heure du soir, un accès dont les périodes ne diffèrent guère de celles annoncées par le malade. La rate a 8 centimètres. Il y a vomissement bilieux.

Le 16, à huit heures du matin, rien d'anormal qu'une

langue muqueuse. — PRESCRIPTION. Diète, tis. amère, sulfate de quinine, 0,5, dont l'administration est précédée d'une potion émétique.

17. — Il y a eu la veille quatre vomissements de matières bilieuses, sous l'influence de la potion émétique. Le sulfate de quinine a été bien supporté. Une lassitude dans les jambes, qui a duré deux heures, remplace la fièvre, qui n'a pas reparu depuis. Rate à 7 centimètres 1/2.

Observation 5e.

BOETSCH (François), carabinier au 1er bataillon du 22e léger. } *Diagnostic.* Fièvre tierce.

Constitution vigoureuse, tempérament sanguin.

Entré à l'hôpital de Lauterbourg, le 29 juin 1844, accusant l'invasion de deux accès, l'un le 25 juin et l'autre le 27. Rien du côté du foie; rien du côté de la rate, qui a 8 centimètres et n'est pas douloureuse, rien du côté des voies digestives.

Le jour de son entrée, il a un accès dont le froid a duré une heure et demie et la période de réaction trois heures. Pas de vomissements. — PRESCRIPTION. Diète, lim. tart., sulf. de quinine, 0,3.

Il ne s'est pas présenté d'autre accès. Rate à 8 centimètres.

Observation 6e.

ARZUR, caporal, 5e compagnie du 3e bataillon, 22e léger. } *Diagnostic.* Fièvre tierce.

Tempérament mixte, constitution moyenne. N'a jamais eu de fièvre intermittente.

Se présente à moi, le 31 mai 1847, accusant deux accès de fièvre intermittente, dont l'un aurait eu lieu le 27 mai et le deuxième le 29. Toutes les fonctions sont en bon état. La rate et le foie sont à l'état normal.

Traitement d'expectative. Diète et infusion de sauge.

A dix heures et demie du matin, de ce jour, un frisson commence la période frigorifique, qui dure une heure, et s'accompagne d'une forte céphalalgie. La période de réaction (chaleur et sueur) dure deux heures et demie.

Régime alimentaire ordinaire le 1er juin. Inf. de sauge.

2 juin. — Diète. Inf. sauge, sulf. de quinine, 0,5 décig.

3. — A l'heure de la fièvre il y a eu, la veille, une transpiration abondante, pendant une heure seulement. — PRESCRIPTION. Régime alimentaire ordinaire; infusion de sauge.

4. — 1/4 d'aliments. Infus. sauge, sulfate de quinine, 0,2 décig.

La santé a été assurée depuis et s'est maintenue.

Observation 7e.

Lidolff (Pierre), chasseur, 3e compagnie, 22e léger.	*Diagnostic.* Fièvre intermittente tierce.

Bonne constitution, tempérament sanguin.

Le 3 septembre, à huit heures du matin, céphalalgie et frissons. C'est le commencement d'un accès fébrile, qui dure jusqu'à deux heures du soir. Cet accès est en tout semblable à un premier dont le malade a été, dit-il, atteint le 1er septembre. A cet état se joint une légère diarrhée. Rate à 8 centimètres.

Le 3 et le 4 septembre, diète; décoct. de riz, potion opiacée.

5. — Bouillon le soir; décoct. de riz, potion opiacé quininée 0,5 décig.

6. — La diarrhée a cessé. L'accès de fièvre s'est renouvelé la veille, mais n'a duré que de huit heures à neuf heures et demie du matin. Spe. Décoct. de riz.

7. — Spe. Décoction de riz, potion opiacée quininée 0,5.

8. — La diarrhée et la fièvre sont entièrement dissipées. Rate à 75 millimètres.

Observation 8e.

BARBIER, voltigeur au 22e léger. { *Diagnostic.* Fièvre intermittente tierce.

Bonne constitution, tempérament nervoso-sanguin. Bonne santé habituelle.

Le 4 septembre 1848, il se plaint d'avoir eu la veille, vers cinq heures du soir, un accès de fièvre intermittente qui a duré jusqu'à minuit. Ce jour, il ne se plaint que d'inappétence et de reste de lassitude dans les jambes. La langue est muqueuse. La rate a 7 centimètres 1/2. — PRESCRIPTION. Diète; lim. tart., potion émétisée.

5 septembre. — La veille s'est passée sans accès. Ce matin, la langue est nette, le pouls est bon. Le malade demande à manger. — PRESCRIPTION. Bouillon, lim. tart., sulfate de quinine, 0,5.

6. — L'accès est venu hier à la même heure que celui du 3, mais il n'a duré qu'une heure; encore le frisson a-t-il été pour ainsi dire éphémère. La période de sueur a presque exclusivement diminué. Ce jour le malade se sent bien, la langue et l'appétit sont bons. — PRESCRIPTION. 1/2 d'aliments, lim. tart.

7, au matin. — Le malade est bien ; l'appétit est bon.— PRESCRIPTION. 1/2 d'aliments, lim. tart., sulf. quin. 0,2.

8. — La fièvre n'a pas reparu. Rate à 7 centimèt. 1/2.

Observation 9e.

BEBTHET-FAGOT, carabinier, 22e léger.	*Diagnostic.* Fièvre intermittente tierce.

Bonne constitution, tempérament mixte. Première invasion.

Le 15 septembre, à deux heures du soir, ce militaire me fait appeler pour un accès de fièvre intermittente qui le tient depuis une heure environ. J'arrive au moment de la période de réaction, qui se prolonge jusqu'à cinq heures du soir. C'est le troisième accès qui, comme les autres, du 11 et du 13 septembre, a débuté par des vomissements bilieux, et s'accompagne d'une céphalalgie intense. La langue est recouverte d'un enduit muqueux et la rate a 8 centimètres 1/2. — PRESCRIPTION. Diète ; lim. tartrique.

16. — La langue est moins chargée que la veille ; le pouls est bon. Il n'y a plus de vomissements; il ne reste que de la céphalalgie et de l'inappétence. — PRESCRIPTION. Diète ; lim. tart.

17. — Même état que la veille. — PRESCRIPTION. Diète ; lim. tart., sulf. de quininine, 0,5 décig.

18. — La fièvre, revenue la veille à la même heure que autres fois, a été un peu moins intense et précédée de vomissements bilieux moins abondants. Ce matin, il y a moins de lassitude; la langue est plus nette : le malade

demande un peu de bouillon. — PRESCRIPTION. Bouillon, lim. tart.

19 septembre. — La veille s'est bien passée, ainsi que la nuit. Pas de lassitude ce matin ; pas d'enduit de la langue. — PRESCRIPTION. Bouillon, lim. tart., sulf. de quin., 0,5.

20. — La fièvre a encore reparu, mais n'a duré qu'une heure et demie. Il y a eu amendement de tous les symptômes. La rate n'a plus que 8 centimètres. — PRESCRIPTION. Soupe, lim. tart.

21. — La journée de la veille et la nuit ont été bonnes, et le malade est bien ce matin. — PRESCRIPTION. Soupe, lim. tart., sulf. de quinine, 0,5 décig.

22. — La fièvre n'a pas paru hier, et tout semble rentré dans l'ordre. La rate a 8 centimètres.

Dès lors tout traitement a cessé, et un mois après la fièvre n'avait pas reparu. La rate avait moins de 8 cent.

II

FIÈVRES INTERMITTENTES TRAITÉES PAR L'ASSOCIATION DU PROTOIODURE DE FER ET DU SULFATE DE QUININE.

Observation 10e.

M. N..., officier au 22e léger. { *Diagnostic.* Fièvre intermittente tierce.

Bonne constitution, tempérament bilioso-nerveux.

En juillet 1848 cet officier me fait appeler. Je le trouve dans la période de sueur d'un accès, qui est le deuxième, et dont le premier s'est déclaré l'avant-veille. Ces deux accès ont duré chacun cinq heures, ont été accompagnés d'une forte céphalalgie et précédés de vomissements bilieux. Comme le malade doit se mettre le lendemain en route, et ne veut pas entrer à l'hôpital, je lui prescris des pilules composées chacune de sulfate de quinine et iodure de fer, ana 0,1 décig. : 5 pilules doivent être prises le jour même, après la terminaison de l'accès; 5 le lendemain, et 5 le surlendemain, jour de renouvellement de l'accès.

Il n'y eut pas de troisième accès, et il n'y en a pas eu depuis.

Observation 11e.

KERAUDEN (Pierre), chasseur au 22e léger. (27 février 1849.)	*Diagnostic.* Fièvre tierce.

Constitution moyenne, tempérament mixte.

Le 27 février 1849, il accuse une fièvre intermittente, dont il a eu deux accès, un le 23 et le deuxième le 25 du même mois. Ce jour (27), à deux heures du soir, accès, dont la période algide et la période de chaleur durent chacune deux heures. La sueur abondante force à changer trois fois de chemise. La rate a 8 centimètres.

1er mars. — 4 pilules de sulfate de quinine et iodure de fer, $\overline{aa}$ 0,1. L'accès ne reparaît plus, et la rate, au bout de quatre jours, est revenue à 7 centimètres 1/2 environ.

Observation 12e.

GAUTHERON (Denis), carabinier au 22e léger.	*Diagnostic.* Fièvre quarte. Insuccès primitif par le sulfate de quinine et l'association de ce sel à l'iodure de fer, donnés par doses fractionnées entre les jours d'apyrexie et le jour de fièvre. Succès par le sulfate de quinine uni à l'iodure de fer donné, en une seule dose, le jour de l'accès.

Bonne constitution, tempérament bilioso-sanguin.

Le 12 février 1849, ce malade accuse l'invasion de deux accès de fièvre, dont l'un a eu lieu le 8 et l'autre le 11.

Rate, 8 cent. 1/2. — PRESCRIPTION, 12, 13, 14. Décoction d'orge et sulfate de quinine, 0,2 décig.

Le 14, accès aussi intense que les deux premiers. État de la rate non modifié.

PRESCRIPTION, 15, 16, 17, 18, 19, 20. — 2 pilules, chacune de sulfate de quinine et iodure de fer, āā 0,1 décig., ce qui n'empêche pas deux accès, semblables aux premiers, d'avoir lieu, l'un le 17, l'autre le 20.

21 et 22. — Pas de traitement.

23. — PRESCRIPTION de 6 pilules iodure de fer et sulfate de quinine. Ce jour, l'accès manque et est remplacé par une simple fatigue dans les jambes, à l'heure de la fièvre.

26. — PRESCRIPTION. 2 pilules iodure de fer et sulfate de quinine. La rate est réduite à 7 centimètres 1/2, et la fièvre ne reparaît plus.

Observation 13e.

M. SCH..., officier au 22e léger.

Diagnostic. Fièvre intermittente quotidienne, passant à l'état *pernicieux* tierce pendant le traitement.

Traitée avec succès par le sulfate de quinine, mais laissant, après elle, des sueurs périodiques, qui ne cèdent qu'à l'association de l'iodure de fer au sulfate de quinine.

Tempérament nerveux, bonne constitution. Première invasion.

Le 6 août 1850, à huit heures du matin, M. Sch... dit avoir eu, la nuit précédente, un accès de fièvre intermittente, dont le frisson a duré une demi-heure. Il ne peut déterminer la durée de la période de réaction. Au moment où je le vois, sa langue est un peu muqueuse au centre et rouge à la pointe. Il y a sensibilité à l'épigastre. Le pouls est cependant souple et normal. La peau est légèrement halitueuse. — PRESCRIPTION. Diète ; lim. citrique ; lavement avec sulf. de quinine, 0,5 décig.

Trois jours de cette prescription n'avaient pas sensiblement modifié la fièvre, lorsque le 9, à huit heures du matin, je trouve le malade très-abattu, encore plongé dans une demi-stupeur. Il a eu, la nuit, un accès accompagné d'un délire intense. Il s'est levé du lit et a voulu sortir de sa chambre. Actuellement, sa mémoire ne lui rappelle rien, pas même les visites qu'il a reçues la veille.

Je ne m'étonnais plus de cette transformation de la maladie, en apprenant que le pharmacien ne faisait pas dissoudre le sulfate de quinine, dont la plus grande partie restait ainsi dans le réservoir du clysopompe dont se servait le malade. — PRESCRIPTION. Diète ; lim. citr. ; lav., le matin, avec sulf. de quinine, 1 gramme ; 2e lav. avec sulf. de quinine, 0,5, le soir.

10 août. — Pas d'accès la nuit. Plus de stupeur ce matin. Le pouls est normal, la sensibilité épigastrique a di-

minué, la langue n'est plus que muqueuse; mais il reste toujours de la prostration et de la céphalalgie. — PRESCRIPTION. *Ut suprà.*

11. — Il y a eu un léger frisson, suivi d'une forte transpiration, la nuit précédente. Pouls normal, peau moite, langue muqueuse, plus de sensibilité à l'épigastre, même prostration. — PRESCRIPTION. *Ut suprà.*

12. — Pas d'accès la nuit précédente. Amélioration de l'état général. — PRESCRIPTION. *Ut suprà.*

13. — Transpiration, seulement la nuit précédente; très-peu de sommeil. Actuellement le pouls est normal, la langue muqueuse, la tête libre; moins de prostration.— PRESCRIPTION. — *Ut suprà.*

Dès lors je réduis la dose de sulfate de quinine à 1 gramme d'abord, puis à 0,5 décig. dans les vingt-quatre heures. Mais la transpiration persistant à être abondante, et revenant même chaque nuit, je reviens, dès le 21 août, à la dose de 1,5 décig. sulf. de quinine, dans les vingt-quatre heures, dans l'espoir de faire cesser ce phénomène, qui abat le malade. Je n'obtiens aucune amélioration; mais encore il survient même, le 23 et le 24, deux accès de transpiration, dont un le jour et l'autre la nuit. L'insomnie est presque complète.

25 août. — Lim. citrique.

Sulfate de quinine.	0,50	Pour faire S. A. 5 pilules qu'on prendra trois heures avant l'invasion habituelle de l'accès premier de transpiration.
Protoiodure de fer.	0,25	
Ext. d'opium. . . .	0,05	

Quelques cuillerées de bouillon dans la journée.

26 août. — Les deux accès de transpiration se sont renouvelés, mais il y a eu du sommeil. La langue se nettoie; la céphalalgie est dissipée; l'abattement est moindre. — PRESCRIPTION. Lim. citr.; pilules, 5 le matin et 5 le soir; bouillon dans la journée.

La continuation de ce traitement, jusqu'au 28, amène une amélioration graduelle. A cette dernière date, le pouls et la langue sont bons; les transpirations ont beaucoup diminué, et le sommeil a été assez bon. — PRESCRIPTION. Lim. citrique, 5 pilules, un peu de café au lait le matin; du poisson le soir, avec la valeur d'une soupe de pain.

29. — Pouls bon, langue bonne; enfin, l'état général est bon. Plus de sueurs; le sommeil a été naturel et bon. A dater de ce jour, le malade entre franchement en convalescence, et je puis permettre de revenir graduellement au régime ordinaire. Néanmoins, je fais continuer encore, pendant quatre jours, les pilules au nombre de 5 dans les vingt-quatre heures.

Tout allait bien, lorsque, le 12 septembre, un écart de régime amena une indigestion et une gastrite; mais la fièvre ne reparut plus.

III

Observation 14e.

Lacombe, 14e d'artillerie.

Diagnostic. Fièvre intermittente quotidienne récidivée. Anémie. Succès incomplet par le sulfate de quinine seul; persistance de l'engorgement splénique.
Retour de la rate à l'état normal par l'iodure de fer seul.

Constitution moyenne, tempérament nerveux.

Ce militaire entre, le 10 avril 1847, à l'hôpital de Neuf-brisach, accusant une fièvre quotidienne datant de cinq jours, et dont les accès se composent d'une période algide de deux heures et demie; celle de chaleur et de sueur, chacune deux heures.

10 avril. — Langue muqueuse, pas de sensibilité épigastrique, très-peu d'appétit, lassitude, teint naturel. Rate à 7 centimètres 1/2. — Prescription. Diète; lim. tart., sulf. de quinine, 0,6 décig.

11. — Pas d'accès la veille. Ce matin, à sept heures, plus de lassitude, langue encore muqueuse. Le malade demande du bouillon. — Prescription. Bouillon, lim. tart., sulf. de quinine, 0,6.

12 avril. — Pas d'accès la veille ; néanmoins le sulfate de quinine est continué à dose de 0,5 décig. du 12 au 14 inclus, et à celle de 0,3 décig. du 15 au 17 inclus. Le régime alimentaire est graduellement augmenté.

Le 24 avril, c'est-à-dire le quatorzième jour après le dernier accès de fièvre, le malade sort avec toutes les apparences de la bonne santé.

Le 7 mai suivant, ce militaire entre de nouveau à l'hôpital. La fièvre l'a, dit-il, repris, depuis six jours, avec les mêmes caractères que la première fois.

Son teint est jaune paille, les lèvres sont pâles; la marche fatigue et essouffle facilement. La rate, douloureuse, marque 10 centimètres de haut en bas. La langue est muqueuse, et il y a très-peu d'appétit. — Prescription. Bouillon, tis. amère, sulf. de quinine, 0,3 décig.

8. — Accès la veille, à deux heures du soir ; mais tous les symptômes étaient amendés. L'appétit cependant n'est pas augmenté. — Prescription. Bouillon, tis. amère, sulf. de quinine, 0,3.

9. — Pas d'accès la veille. Mais l'état général ne change pas, malgré l'association de l'oxide noir de fer, pendant trois jours, au sulfate de quinine.

12. — Iodure de fer, 0,4 décig. ; tis. amère, bouillon.

Porté graduellement de cette dose à celle d'un gramme

par jour, l'iodure de fer voit, sous son influence, la rate revenir à 75 millimètres. Le teint redevient naturel. Enfin, dès le 20, toute l'organisation était revenue à son état normal.

Le 25 mai, sortie de l'hôpital; mais, cette fois, la guérison est complète et durable.

Observation 15e.

Madame L... Lyon, 15 février 1848.	*Diagnostic.* Fièvre intermittente quotidienne, compliquée de chloro-anémie et d'accidents nerveux. Rebelle au valérianate et au sulfate de quinine. Guérie par l'association de l'iodure de fer, de la valériane et de l'opium au sulfate de quinine.

Dame d'un officier, d'un tempérament très-nerveux; sujette à des vapeurs, étouffements, défaillances, etc., hystériques. Constitution moyenne.

Elle est malade depuis un mois, et les commémoratifs m'apprennent que, dans cet espace de temps, elle a eu une métrorrhagie abondante, de l'émoptysie, une diarrhée déterminée par une irritation gastro-intestinale, et, entée sur tout cela, une fièvre intermittente quotidienne.

Appelé en consultation par le confrère qui l'a soignée jusqu'alors, je trouve, au 15 janvier, la malade dans l'état suivant :

Cessation complète, depuis quelques jours, de l'émoptysie et des pertes utérines; inappétence, langue muqueuse, sensibilité épigastrique, diarrhée; grand abattement moral, état de maigreur considérable, très-grande mobilité nerveuse. Il ne reste, comme symptômes indicatifs de l'affection des voies aériennes, qu'une toux légère, avec expectoration muqueuse. Vers six heures du soir, il y a dans les extrémités inférieures un sentiment de froid, suivi de sueurs abondantes, principalement à la poitrine. Ces sueurs durent une grande partie de la nuit.

Passant sous silence le traitement des complications, je me borne à faire observer ici que l'état du tube digestif ne nous parut pas devoir permettre la continuation, par cette voie, de l'administration du sulfate de quinine et de l'eau martiale de Trousseau, que mon confrère avait déjà mis en usage. Nous crûmes devoir nous borner à l'application, sous les aisselles, d'un gramme de sulfate de quinine, incorporé dans l'axonge.

Le 20 février, c'est-à-dire au bout de cinq jours de ce traitement, les accès n'avaient subi aucune modification. Nous voulûmes essayer si la valérianate de quinine n'aurait pas plus d'influence que le sulfate. Il fut donc administré de la même manière et aux mêmes doses.

25 février. — Rien de changé dans la fièvre ; mais l'irritation gastro-intestinale a entièrement disparu. — Pres-

cription. Potion de valérianate de quinine, 1 gramme; eau martiale de Trousseau, 250 grammes ; inf. tilleul, bouillon.

1er mars. — Insuccès complet; la malade ne veut plus de son eau martiale ni d'aucun ferrugineux, même en pilules, qu'elle dit ne savoir prendre. — Prescription. Potion de sulfate de quinine à 1 gramme, inf. tilleul, panade au gras, matin et soir.

2 mars. — L'intensité et la durée de l'accès ont diminué. Prescription. *Ut suprà.*

6 mars. — L'amélioration ne s'est pas continuée, et, à cette dernière date, non-seulement il n'y a aucune amélioration, mais encore la surexcitation nerveuse est telle, qu'il y a des mouvements spasmodiques des muscles de la face, et un accès de délire vient compliquer la situation. Madame L..., apprenant la perte d'un enfant qu'elle aimait tendrement, se met à chanter en s'accompagnant de la guitare.

Il nous restait bien peu d'espoir de ramener la malade à la santé. Après consultation, nous adoptâmes le traitement suivant :

Sulfate de quinine. . . . } āā 1 gramme.
Protoiodure de fer. . . . }

Extrait d'opium. . . . . 0,05 centig.

Poudre de valériane et mucilage de gomme arab., q. s. pour faire 10 pilules.

PRESCRIPTION. Prendre six de ces pilules trois heures avant l'invasion de l'accès; inf. de tilleul lactée, avec une légère beurrée le matin ; bouillon et un œuf à la coque le soir.

Dans cet état compliqué, où tout s'enchevêtre tellement que ce qui était primitivément cause devient parfois effet, *et vice versâ*, j'avais pensé que, pour se donner le plus de chances possibles de succès, il fallait agir sur l'appauvrissement du sang et la surexcitation nerveuse en même temps que sur l'état fièvre. L'union du protoiodure de fer, de l'opium et de la valériane avec le sulfate de quinine me semblait propre à atteindre ce but, et le tilleul venait encore aider l'effet de cette médication.

Madame L... n'ayant pu parvenir à prendre les pilules, il vint à l'idée du mari de les délayer dans du sirop de gomme, et de faire avaler le tout à sa dame.

7 mars. — Notre attente a été de beaucoup dépassée. L'accès de fièvre est revenu à son heure ordinaire, mais il s'est bien notablement amendé, sous le rapport de l'intensité et de la durée. — PRESCRIPTION. *Ut suprà.*

11. — Après s'être graduellement amendé, l'accès a manqué complétement la veille. Néanmoins, nous continuons, par prudence, le même traitement médical pendant six jours encore, tout en augmentant graduellement l'alimentation.

Au bout de ce temps, nous considérons la guérison comme assurée, et quatre ans après elle ne s'était pas démentie.

Observation 16e.

Mademoiselle Anne B..., âgée de 17 ans. Lyon, 15 janvier 1848.	*Diagnostic*. Fièvre intermittente à accès irréguliers. Chloro-anémie. Insuccès primitif par le sulfate de quinine. Succès par l'association du fébrifuge à l'iodure de fer.

Constitution moyenne, tempérament lymphatico-sanguin. Bien réglée depuis trois ans.

Au mois de juin 1847, elle a été prise d'accès de fièvre quotidienne, qui ont cédé au bout de quinze jours à l'administration du sulfate de quinine et de la décoction de quinquina.

Mademoiselle Anne avait repris son genre de vie habituel, et néanmoins on s'apercevait qu'elle n'avait pas recouvré son activité première. Ses lèvres, ses joues n'avaient pas repris le coloris qui leur était ordinaire; elle se fatiguait facilement.

Au mois de septembre 1847, deux mois après la cessation de sa fièvre, des accès étaient revenus avec la physionomie des premiers; ils étaient seulement accompagnés et suivis d'un abattement plus grand. Le sulfate de quinine en vint à bout comme des premiers; mais la santé générale ne se rétablit pas.

Depuis cette dernière époque, en effet, les règles se sont graduellement décolorées; leur approche et leur fin sont annoncées par un écoulement leucorrhéique assez abondant. De plus, depuis deux mois, sont survenus, à des intervalles irréguliers, tantôt des accès complets de fièvre intermittente, tantôt des sueurs périodiques abondantes, bien que la malade ait pris régulièrement chaque jour du vin de quinquina, et assez souvent du sulfate de quinine, dont elle a usé, du reste, sans interruption, depuis huit jours, à la dose de 0,5 décig.

15 janvier, cinq heures du soir. — Teinte jaune terreuse de la face, inappétence, langue recouverte d'un enduit blanchâtre au centre, normale sur ses bords et à la pointe; ventre indolore, essoufflement facile; bruit de souffle carotidien; flueurs blanches abondantes; absence de règles depuis deux mois; œdème aux malléoles. Il y a eu, à cinq heures du matin, un accès de fièvre complet et régulier, ayant duré cinq heures et précédé de vomissements bilieux. Rate longue de 11 centimètres. — PRESCRIPTION. Bon bouillon de temps à autre dans la journée, en petite quantité à la fois; inf. amère; 5 pilules, composées chacune de sulf. de quinine et de protoiodure de fer, āā 0,1 d.

16 janvier. — Rien à noter. — *Même prescription.*

17 janvier. — De cinq à dix heures du matin, sueurs abondantes, sans vomissements. — PRESCRIPTION. *Ut suprà.*

18 et 19. — Ni fièvre, ni sueur; un peu d'appétit. — PRESCRIPTION. *Ut suprà*, plus un demi-verre de bon vieux bordeaux, matin et soir.

20, à cinq heures du matin. — Vomissement bilieux, moins abondant que celui du 15, suivi d'un accès de fièvre ayant duré deux heures. — PRESCRIPTION. *Ut suprà.*

21. — Sueurs de cinq à sept heures du matin; langue meilleure; augmentation de l'appétit. Rate à 9 centimètres. — PRESCRIPTION. Inf. amère, 5 pilules, 2 panades au gras, 2 demi-verres de bordeaux.

22, 23, 24. — Ni accès, ni sueurs; langue très-peu chargée; meilleur appétit, moins de lassitudes, teint plus naturel. PRESCRIPTION. Soupe et œuf; vin *ut suprà.*

25. — Légères sueurs. Rate à 8 centimètres; diminution bien notable du souffle carotidien; moins de flueurs blanches; plus d'œdème. Le teint est plus naturel et les forces continuent à renaître. — PRESCRIPTION. Même médication. Composer la nourriture de bons potages gras, de viandes rôties, de vin de Bordeaux, et augmenter graduellement la nourriture, en proportion de l'appétit et de la tolérance stomacale.

26. — Ni sueurs, ni accès la veille. Rate à 75 millimètres. Les règles sont arrivées depuis la veille au soir,

mais moins abondantes et moins colorées que dans l'état normal. — PRESCRIPTION. *Ut suprà.*

27. — Rien de nouveau. Les règles continuent. — PRESCRIPTION. Même régime alimentaire. Suppression du sulfate de quinine; iodure de fer seul, à la dose de 0,5 décig. par jour.

1er mars. — Il y a près d'un mois que ni accès, ni sueurs n'ont paru. Les règles sont revenues comme au temps de la santé; les flueurs blanches n'existent plus; la rate a 7 centimètres. Enfin, la malade a repris toutes les apparences de la meilleure santé; elle continue encore, pendant quinze jours, les ferrugineux, et, un an après, la guérison ne s'était pas démentie.

Observation 17e.

Mademoiselle Marie P..., âgée de 23 ans. Lyon, 1er janvier 1848.	*Diagnostic.* Fièvre intermittente irrégulière. Cachexie paludéenne. Guérison par les pilules d'iodure de fer et quinine.

Bonne constitution, tempérament lymphatico-nerveux; habituellement bien réglée et bien portante. Se rappelle avoir eu, il y a six ans, une fièvre intermittente tierce, dont elle a été bien guérie par les préparations quininées.

Il y a environ trois mois, le lendemain de son retour d'un voyage à Orléans, elle se sentit prise d'un malaise, de pandiculations et d'un vomissement de matières alimentaires, qu'elle avait ingérées deux heures auparavant. Ces symptômes furent bientôt suivis d'un accès de fièvre intermittente, qui dura cinq heures. Le lendemain, le médecin de la famille, appelé, prescrivit, pour le jour même, une potion émétisée qui, à trois heures d'intervalle, fut suivie d'une potion quininée. Le sulfate de quinine, continué les jours suivants, amena la guérison au bout de huit jours. Pendant dix jours encore la décoction de quinquina fut administrée, et, aucun accès n'ayant reparu jusque vers la fin de novembre 1847, on croyait la guérison solidement établie, lorsque, à cette époque, apparurent brusquement de légers frissons, accompagnés de lassitudes. Ces symptômes s'étaient continués pendant quatre ou cinq jours environ et à la même heure, lorsque, vers le 2 décembre, un accès complet et véritable se déclara, et dura quatre heures.

Aucun médecin n'a vu mademoiselle Marie depuis la cure des premiers accès fébriles. On lui a fait prendre l'air de la campagne, on lui a administré 7 à 8 doses de sulfate de quinine; néanmoins, jusqu'au 1er janvier, elle a compté l'invasion de six accès, réguliers dans leur développement, mais arrivant à des époques irrégulières. La dernière éruption menstruelle a eu lieu, le 25 décembre dernier, dix jours avant l'époque habituelle, et elle a duré cinq jours. Le sang, qui la constituait, était moins consistant, moins coloré que dans l'état de santé, mais plus abondant. L'écoulement menstruel s'est terminé par un écoulement blanc, rosé, qui a duré deux jours.

1er janvier. — Corpulence moyenne ; mais la malade dit qu'elle a beaucoup maigri. Teinte terreuse de la face ; yeux cernés ; flaccidité des chairs ; décoloration des muqueuses ; appétit diminué, mais encore assez bon les jours d'apyrexie ; essoufflement facile et palpitations soit en montant, soit après une marche longue et précipitée. Le soir, les pieds et le bas des jambes sont le siége d'un œdème qui disparaît la nuit. Bruit de souffle carotidien. Ventre empâté. La rate a 7 centim. 1/2, n'est et n'a jamais été douloureuse. Un accès de fièvre, arrivé la veille, a duré deux heures, et n'a été accompagné ni de délire, ni de vomissements. — PRESCRIPTION. Nourriture habituelle, réglée sur l'appétit de la malade ; eau ferrée, avec du bon vin vieux aux repas ; infus. amère dans la journée ; 6 pilules d'iodure de fer et sulf. de quinine chaque jour.

2, 3, 4, 5. — Rien de nouveau.

6. — A sept heures du matin, accès qui a duré une heure et demie. — PRESCRIPTION. *Ut suprà.*

7, 8, 9, 10, 11, 12. — Rien de nouveau.

13. — A l'heure ordinaire de la fièvre, frisson léger d'un quart d'heure, bientôt suivi d'une sueur abondante ;

bruit de souffle moins prononcé. L'œdème des membres inférieurs, moins considérable, n'occupe plus que le dos des pieds et les pourtours malléolaires. — Prescript. *Ut suprà.*

20 janvier. — Les promenades et les occupations habituelles se font avec une diminution marquée de fatigue; le besoin de repos se fait moins sentir; l'appétit est plus vif; diminution nouvelle du bruit de souffle; muqueuses bien moins décolorées. A l'heure habituelle de l'accès, et pendant une demi-heure, sueurs non précédées de vomissements ni de frissons. — Prescription. *Ut suprà*

26. — Les règles sont arrivées depuis le matin et ne semblent, aux yeux de la malade, différer en rien des règles normales; elles n'ont été ni précédées ni accompagnées de douleurs. Le bruit de souffle et l'œdème ont disparu. Teint et coloration des muqueuses à l'état normal; lassitudes à l'heure des accès; forces assez bonnes. — Prescription. *Ut suprà.*

30. — Les règles ont cessé depuis la veille au soir; rien d'anormal n'a eu lieu pendant leur flux. La rate a 7 centimètres 1/2. Je considère la malade comme guérie; elle prendra néamoins encore, pendant quinze jours, l'infusion amère et l'eau ferrugineuse.

Trois mois après, la bonne santé ne se démentait pas; il restait encore un peu d'empâtement du ventre, qui a disparu avec le temps.

Observation 18e.

Madame Angela M..., âgée de 33 ans, originaire de Corse, mariée depuis douze ans, mère de trois enfants.	*Diagnostic.* Sueurs périodiques, venant à intervalles irréguliers et ayant succédé à une fièvre quotidienne. Chlorose.
Lyon, 20 décembre 1847.	Guérison par l'iodure de fer.

Bonne constitution, brune, tempérament nervoso-sanguin. Habituellement bien portante.

Cette dame, qui réside habituellement à Lyon, a éprouvé de grands chagrins, à la suite desquels elle a eu un commencement de chlorose. Il y a environ un an, elle est allée dans son pays natal et y a contracté une fièvre intermittente quotidienne, qui a dégénéré en fièvre à type irrégulier. Rentrée à Lyon en 1847, après six mois de fièvre, elle a vu ses accès s'éloigner graduellement, et faire finalement place à des sueurs périodiques, revenant à des intervalles irréguliers. Elles sont cependant rarement quatre jours sans se montrer : toujours elles ont lieu la nuit, pendant le sommeil.

Pendant tout le temps de sa fièvre, en Corse, madame M... a pris du sulfate de quinine. Depuis environ cinq mois, qu'elle est rentrée sur le continent, elle a encore pris du fébrifuge, mais à des intervalles irréguliers, la fièvre étant elle-même devenue irrégulière. Il y a environ un mois qu'il n'y a pas eu d'accès franc et complet, mais seulement des sueurs périodiques à type irrégulier, pour lesquelles la malade a bien pris encore de temps en temps du sulfate de quinine, à la dose de 0,5 à 0,8 décig., en vingt-quatre heures; mais, depuis dix jours, elle ne prend plus guère que de l'infusion de petite centaurée, sans que cependant elle aperçoive, depuis un mois, la moindre amélioration dans sa position.

20 décembre 1847. — Teint jaune paille; muqueuses décolorées; appétit capricieux, diminué; langue un peu muqueuse; lassitudes dans les membres, jusqu'à dix heures du matin; bruit de diable carotidien; palpitations, essoufflement facile. Suppression des règles depuis trois mois; mais la malade se croit enceinte. Depuis huit jours, il y a eu deux défaillances, qui se sont annoncées par des bouffées de chaleur à la tête et quelques mouvements nerveux. L'abdomen est empâté; les ganglions mésentériques sont manifestement engorgés. Le foie et la rate sont douloureux et engorgés : le second de ces organes a 85 millimètres de haut en bas. — Prescription. Infusion de tilleul et d'oranger; pilules d'iodure de fer à 0,2, n° 5. Le régime diététique se compose d'un demi-verre de vin de Bordeaux à chaque repas, poulet ou veau rôti, légumes légers; alimentation réglée sur les forces digestives de la malade.

30. — Les sueurs sont arrivées deux fois : les dernières,

qui ont eu lieu la nuit, ont été moins copieuses. L'appétit est meilleur et plus régulier; les lassitudes sont moins grandes; la muqueuse buccale est moins pâle. Il n'y a eu qu'une seule défaillance. — PRESCRIPTION. Même diététique ; continuation de l'inf. de tilleul et d'oranger ; pilules d'iodure de fer, 10.

16 janvier. — Le facies a repris son teint et son expression naturels; les sueurs ont beaucoup diminué. Plus de défaillances; amélioration de tous les autres symptômes. Rate à 75 millimètres. — PRESCRIPTION. *Ut suprà.*

1er février. — La malade peut être considérée comme entièrement guérie; cependant elle prendra encore, pendant huit jours, 4 pilules d'iodure de fer en vingt-quatre heures.

J'ai appris que, quatre mois plus tard, la guérison ne s'était pas démentie, et que, réellement enceinte, madame Angela M... voyait se développer régulièrement les phases de sa grossesse. Tout annonçait qu'elle arriverait heureusement à terme.

Observation 19e.

Félice M..., âgé de 8 ans.

Lyon, 20 décembre 1847.

Diagnostic. Cachexie paludéenne.
Ascite, sueurs périodiques quotidiennes.
Insuffisance de l'iodure de fer seul.
Succès par l'iodure de fer associé au sulfate de quinine et fomentations de digitale.

Tempérament lymphatico-nerveux. Faible constitution, bien que la santé soit habituellement bonne.

C'est l'enfant de la dame qui fait le sujet de l'observation précédente.

Les mêmes causes, les mêmes conditions de séjour ont amené chez lui les mêmes résultats que chez sa mère ; seulement, il n'est rentré que depuis deux mois sur le continent, après trois mois de fièvre intermittente quotidienne, en Corse, et sa constitution, aussi bien que son âge, ont permis à la cachexie d'acquérir plus de gravité.

A son retour, il avait encore, dit la mère, des accès de fièvre revenant à des époques irrégulières ; le teint était jaune paille; l'appétit s'était conservé assez bon les jours d'apyrexie ; la soif était assez vive les jours de fièvre, et ordinaire les autres jours; le ventre était dur et saillant.

20 décembre. — Teint jaune paille; dyspnée ; ascite ; extrémités inférieures œdématiées ; muqueuse buccale et

langue décolorées. Rate occupant la moitié de l'abdomen. Depuis quinze jours, il n'y a plus d'accès fébrile, bien que l'enfant n'ait pas voulu prendre de sulfate de quinine, son estomac le rejetant presque aussitôt après l'ingestion. Les accès ont été remplacés par des sueurs périodiques, revenant tous les jours, de neuf à onze heures et demie du soir.

Je n'essaie point d'abord de revenir au sulfate de quinine, et je me borne à faire prendre trois pilules d'iodure de fer à 0,1 décig.

Continué pendant douze jours, ce traitement avait procuré plus de forces au malade. Le ventre avait diminué de volume, la rate avait subi un retrait d'un tiers environ; mais les sueurs persistaient, bien qu'un peu diminuées.

8 janvier. — Depuis huit jours, l'amélioration a subi un temps d'arrêt. Je crois devoir employer le sulfate de quinine concurremment avec l'iodure de fer; mais, ne voulant pas réveiller la répulsion stomacale, de peur de rencontrer ensuite dans l'enfant une nouvelle résistance pour continuer le traitement, je donne le fébrifuge en lavement.

Lavement	sulfate de quinine.	0,2	décig.
	teinture d'opium. .	0,25	centig.
	eau.	100	grammes.

Application, sur l'abdomen, de flanelle trempée dans l'infusion de digitale.

20 janvier. — Les sueurs ont entièrement disparu depuis cinq jours. Une diurèse abondante s'est établie; l'épanchement abdominal a diminué de plus de moitié; la rate continue son mouvement de retrait; le teint s'éclaircit; les muqueuses se colorent; l'enfant reprend de la gaieté et des forces; son appétit redevient naturel. — PRESCRIPTION. Continuation des fomentations abdominales; suppression du sulfate de quinine. Iodure de fer, 0,3 décig. Même diététique.

6 février. — Les sueurs n'ont pas reparu. L'amélioration générale se soutient. La rate dépasse encore les fausses côtes, bien qu'encore diminuée de volume; l'ascite a disparu; on sent directement, à travers les parois abdominales, les ganglions mésentériques engorgés. — PRESCRIPTION. Plus de fomentations. Iodure de fer pour tout médicament Même diététique.

30 mars. — La guérison paraît radicale. On cesse tout traitement.

Six mois après, en effet, le jeune Félice n'avait revu aucun des accidents de sa fièvre, et il semblait n'avoir jamais été malade.

Observation 20e.

Mademoiselle M..., âgée de 74 ans.

Lille, 5 juillet 1853.

Diagnostic. Fièvre intermittente pernicieuse, comateuse.

Tempérament lymphatico-nerveux. Bien conservée et très-active pour son âge.

Mademoiselle M... était atteinte, depuis longues années, d'une gastralgie dont les accès venaient à des époques assez éloignées les unes des autres pour que la nutrition générale n'en fût pas affectée d'une manière sensible. Depuis deux mois seulement, cette affection s'était fait sentir, par intervalles, d'une manière assez intense, et, depuis huit jours, elle était presque continue et s'irradiait dans une partie de l'abdomen.

Le 2 juillet, mademoiselle M... s'était alitée. L'estomac était le siége de douleurs très-violentes : une simple cuillerée de bouillon de veau pesait; le facies était souffrant et d'un teint gris-jaunâtre ; les lèvres et la langue étaient pâles; la soif nulle. La veille, il y avait eu des vomissements couleur de café et des selles de même nature. Tout ce cortége de symptômes avait cédé à la diète, infusion de tilleul et une potion composée de : Eau distillée de laitue, eau distillée de laurier cerise et sirop de diacode. Le bouillon passait assez bien, sans provoquer aucun sentiment de gêne, lorsque le 5 juillet, à trois heures du soir, on vient me dire, en toute hâte, que mademoiselle M... se meurt.

5 juillet, trois heures du soir. — Un quart d'heure auparavant, la malade, en allant à la garde-robe, a eu une défaillance. A mon arrivée, je la trouve dans le lit, couchée, en supination; les membres sont dans une résolution complète; la tête est inclinée sur la poitrine; la face est profondément altérée, les lèvres décolorées et la langue brune et sèche; les paupières, fermées, s'ouvrent à de rares intervalles pour laisser voir un regard vague et sans vie; la respiration est bruyante, stertoreuse; le pouls est plein, large, un peu accéléré. Ce n'est que lorsqu'elle est pressée de questions, que la malade semble se réveiller de sa torpeur pour répondre lentement et avec peine le mot *oui*, lorsqu'on s'informe si la tête ou l'estomac lui fait mal. Rate à 75 millimètres, non douloureuse.

Craignant de surexciter l'affection de l'estomac et même de provoquer le vomissement, je prescrivis, en lavement, la solution suivante :

Sulfate de quinine	} āā	1 gramme.
Teinture d'opium		
Eau.		100 grammes.

Le lavement est à peine gardé trois minutes. Il est rendu avec des matières liquides, couleur marc de café.

Je songeais à la méthode endermique; mais, dans un cas aussi grave, je doutais que l'absorption pût être assez rapidement suffisante pour éviter une terminaison funeste. Je crus donc devoir, à tout risque, essayer la voie stomacale, m'arrêtant toutefois à l'administration du valérianate de quinine, en considération de la propriété, que quelques auteurs lui accordent, d'avoir moins d'action sur le système nerveux. La malade étant, par moments, très-disposée à rejeter les boissons par un mouvement d'expuition, je recommande, pour administrer la potion, de profiter de tout moment favorable, et d'agir avec précaution, pour ne rien perdre du médicament. On parvient, de cette manière, à faire prendre à la malade, jusqu'au milieu du jour suivant, deux potions composées de :

Valérianate de quinine . .	ãa 1	gramme.
Teinture d'opium.		
Eau.	70	grammes.
Sirop de fleurs d'oranger. . .	30	id.

Dans les intervalles, on administre, par cuillerées à bouche, la potion suivante :

Eau distillée de menthe. . .	20	grammes.
Ether sulfurique.	4	id.
Sirop simple.	30	id.
Inf. de tilleul.	50	id.

6 juillet. — Vers le milieu de la nuit précédente, la peau s'est couverte d'une sueur générale; la malade a semblé revenir à elle-même. Bientôt elle a fait des efforts pour sortir du lit, puis a fini par retomber dans un état de prolapsus, qui n'est pas le coma de la veille, mais qui la rend cependant indifférente à ce qui se passe autour d'elle. A deux heures de relevée, elle a repris connaissance; mais sa parole est mal assurée : elle bégaie. La tête est lourde, les membres tremblent. Nulle douleur du côté de l'estomac, ni du côté de la rate, qui a son volume normal; la région hépatique seule est douloureuse. Moins d'une heure après, un second accès se déclarait; néanmoins, j'avais profité de la courte apyrexie pour administrer la potion suivante :

Sulfate de quinine.	1	gramme.
Teinture d'opium.	0,25	centig.
Sirop de fleurs d'oranger. .	30	grammes.
Eau.	70	id.

A huit heures du soir, un second accès avait acquis une apparence de gravité qui ne le cédait guère à celle de l'accès précédent. Une consultation eut lieu avec M. le docteur Doyen, et il y fut convenu qu'on renouvellerait la potion et qu'on mettrait un vésicatoire à chaque jambe.

7 juillet. — Les vésicatoires ont bien pris, et, à sept

heures du matin, il y a apyrexie complète. Le facies a subi une transformation totale; les traits se sont raprochés de leur expression naturelle; les lèvres ont repris de leur coloration habituelle. Il y a seulement encore de l'abattement, de la céphalalgie et persistance de la douleur hépatique. Le pouls est souple, et a son rhytme normal; la peau est sudorale. — PRESCRIPTION. Infusion de morelle et douce amère ; potion fébrifuge comme la précédente.

8 juillet. — Même état satisfaisant que la veille. Sueurs la nuit précédente. — PRESCRIPTION. *Ut suprà.*

9. — Même état. La malade se lève un instant; mais ses membres sont sous l'influence d'un tremblement très-prononcé. — PRESCRIPTION. Bouillon; inf. *ut suprà;* potion quininée à 1 gramme.

10 et 11. — De tous les symptômes précédents, un seul subsiste, c'est la douleur hépatique. Le sommeil a été bon. Il y a de l'œdème aux mains. — PRESCRIPTION. Bouillon; potion quininée, 0,5.

12 et 13. — Continuation du bon état de la veille. — PRESCRIPTION. Panade, électuaire composé de :

Quinquina jaune royal, en poudre. 15 grammes.
Fer porphyrisé. . . . . 3 id.
Miel scyllitique, q. s.

à prendre par cuillerées à bouche toutes les heures.

La convalescence a été lente à se prononcer franchement, à cause de l'état maladif antérieur, qui nécessitait une grande prudence dans la conduite du régime alimentaire ; enfin, le 28, la malade reprenait son régime habituel, et son appétit était même plus développé que dans l'état de santé antérieur à la maladie.

Tout marchait pour le mieux. L'embonpoint, les forces étaient en assez bon état ; les jambes permettaient des promenades assez prolongées ; les bras seuls avaient conservé une certaine faiblesse, et un léger tremblement agitait les mains lorsqu'elles étaient abandonnées à elles-mêmes. La gravité des symptômes cérébraux, pendant la maladie, rendait assez compte de la persistance d'un phénomène, qui, du reste, diminuait chaque jour.

Le 12 août, j'apprends que, depuis trois jours, il est survenu de la transpiration la nuit. Au dire de la malade, cependant, l'appétit n'a pas diminué ; l'estomac n'est le point de départ d'aucune douleur ; la langue, du reste, est bonne. — Je prescris : Sulf. de quinine, 0,5 décig.

13. — La veille et ce matin il faisait froid. Malgré mes recommandations, la malade est allée faire deux séances assez longues à l'église. Elle n'a pas dormi, dans la préoccupation de se lever de bonne heure ; aussi est-elle très-fatiguée. La figure est pâle et abattue, l'appétit a beaucoup diminué ; cependant la langue est bonne, et la malade

assure ne pas souffrir de l'estomac. La transpiration a été plus forte la nuit.

L'affirmation de la malade, qu'aucune région du corps n'était le siége de gêne ou de douleurs, le bon état de la langue, l'absence, pour moi, de tout signe pathologique palpable ou visible, autre que la transpiration périodique des nuits, me donnèrent naturellement à penser qu'il n'y avait là rién autre qu'un reste de l'ancienne affection fébrile ; aussi ne songeai-je qu'à un traitement fébrifuge, composé successivement de sulfate de quinine seul ; puis de pilules, composées de sulfate de quinine, iodure de fer, opium et valériane, et, enfin, de l'électuaire, déjà administré antérieurement.

L'insuccès de ces différents fébrifuges me fit essayer l'association du vin de quinquina à l'acétate d'ammoniaque.

J'en étais à ce traitement, pendant lequel s'étaient manifestées des alternatives de mieux et de *statu quo*, lorsque, le 1er septembre, la langue, qui jusque-là était restée nette, se montre couverte d'un enduit muqueux. La malade avoue alors que, depuis le 10 ou 11 août, les digestions sont redevenues laborieuses, et que l'épigastre s'est montré souvent le siége de douleurs.

Eclairé par cet aveu, je pense que les transpirations nocturnes peuvent bien n'être dues qu'à la souffrance de l'estomac, et je dirige ma médication en conséquence.

Prescription. Potion composée de : Eau distillée de laitue, 100 grammes; E. dist. laurier, cerise, 10 grammes; sirop diacode, 30 grammes. Boire, dans la journée, une infusion composée de :

Douce amère.	ā̄a 3 grammes, dans un litre d'eau.
Morelle noire.	
Menthe poivrée. . . .	

Le 14 septembre, les sueurs nocturnes, après avoir graduellement décru, avaient entièrement disparu, et la santé était revenue.

RÉFLEXIONS ET CONSIDÉRATIONS

SUR LES FAITS PRÉCÉDENTS.

Les vingt observations qui précèdent représentent un nombre bien plus considérable de faits observés, dont une partie a été égarée dans nos courses d'Afrique, mais dont nous avons pu, avant l'accident, tirer les déductions générales qu'on verra plus bas.

Elles peuvent se diviser de la manière suivante :

12 Fièvres intermittentes régulières simples	Quotidiennes.	4
	Tierces.	7
	Quarte. . . . , ...	1
2 Fièvres intermittentes pernicieuses	Comateuse.	1
	Délirante	1
2 Fièvres intermitt. compliquées.	Quotidienne, récidivée avec anémie.	1
	Quot., avec chloro-anémie et accidents nerveux. .	1
2 Fièvres intermittentes irrégulières compliquées de	Chloro-anémie et alternant avec des accès de sueur	1
	Chloro-anémie.	1
2 Cachexies paludéennes.		2

En jetant un coup d'œil d'analyse sur ces observations particulières, on se rend un compte facile des considérations qui nous ont guidé dans le traitement que nous avons mis en usage, et le simple aperçu des résultats que nous avons obtenus, permet à chacun de juger jusqu'à quel point a pu se confirmer un certain nombre des idées que nous avions émises.

Ainsi, les 4 fièvres quotidiennes étaient récentes, leur date d'invasion variait de 1 à 4 jours. Cette considération, jointe à celle d'une régularité exempte de toute complication, nous porte généralement à leur appliquer le traitement simple, par le sulfate de quinine.

Une certaine surexcitation chez le n° 3 et l'état muqueux de la langue du n° 4 m'ont, il est vrai, engagé à donner de l'infusion de tilleul au premier et une potion émétique au deuxième, quoique, à proprement parler, ces deux phénomènes ne me parussent pas être portés au point de constituer une complication. J'en ai agi ainsi parce que j'ai remarqué qu'en se conduisant de cette manière, on abrége assez souvent la durée de la fièvre et on économise le sulfate de quinine.

La dose première de sulfate de quinine a été invariablement fixée à 0,5, pour toutes.

Deux ont cédé franchement dès la première dose (*obs.* 2 et 3).

Une a cédé aussi à la première dose, mais en laissant, le lendemain et pendant deux heures, de la lassitude dans les jambes (*obs.* 4).

La quatrième n'a cédé qu'après renouvellement de deux accès, qui nous ont semblé exiger une prolongation de traitement pendant 5 jours (*obs.* 1).

2,5 décig. de sulfate de quinine ont suffi à la cure des quatre fébricitants. Ce qui fait une moyenne de 0,625 mill. de quinine par malade.

La rate a été trouvée trois fois saine et une fois malade. Ce dernier cas s'est présenté chez le malade qui avait eu le plus grand nombre d'accès avant le traitement (*obs.* 4).

Des 7 fièvres intermittentes tierces, 5 ont été traitées par le sulfate de quinine seul. Il y avait eu de 1 à 3 accès avant le commencement du traitement.

La dose première de sulfate de quinine a été de 0,5 déc. pour 4 de ces malades (*obs.* 6, 7, 8, 9). Un seul a débuté par une dose de 0,3 décig. (*obs.* 5).

Un seul de ces malades a vu sa fièvre céder dès la première dose. C'est celui qui a débuté par 0,3 décig. (*obs.* 5).

Un (*obs.* 6) a encore eu une transpiration abondante après la première dose de fébrifuge.

Deux (*obs*. 7 et 8) ont encore eu un accès.

Un (*obs*. 9) a encore eu deux accès.

4,2 décig. de sulfate de quinine ont été employés à la cure de ces 5 fièvres tierces, ce qui fait une moyenne de 0,84 centig. par malade.

La rate a été trouvée trois fois saine et deux fois augmentée de volumes.

Les deux autres fièvres tierces ont été traitées par l'association de l'iodure de fer au sulfate de quinine. L'une avait déjà présenté deux accès (*obs*. 10) et l'autre trois (*obs*. 11) avant le commencement du traitement.

On a dû remarquer que, contre mon habitude, j'ai administré au malade (*obs*. 10) les pilules fébrifuges aussi bien les jours apyrétiques que le jour pyrétique. Je n'ai agi ainsi que pour plus de sûreté, le malade voulant absolument se mettre en route : car, je considère comme en grande partie perdu le sulfate de quinine donné hors du jour de l'accès. Je dois, d'ailleurs, prévenir que ces deux dernières observations, les seules qui me restent en ce genre, ne sauraient représenter les résultats généraux. Pas plus, par le sulfate de quinine associé à l'iodure de fer, que par le sulfate de quinine seul, on ne doit espérer juger toutes les fièvres intermittentes tierces à la première dose. Seulement, ce résultat est plus souvent obtenu par le premier moyen que par le second.

La rate, dans ces deux cas, a été une fois engorgée; dans l'autre cas, son état n'a pas été noté.

Le cas de fièvre quarte (*obs.* 12) est le seul que j'aie observé. Il offre ceci de remarquable, que ni le sulfate de quinine seul, ni ce sel, associé à l'iodure de fer, n'ont modifié la fièvre lorsqu'ils ont été administrés à doses fractionnées entre les jours apyrétiques et les jours de l'accès. Donné au contraire en bloc, le jour de l'accès seulement, le sulfate de quinine, associé à l'iodure de fer, a suffi, dès la première dose, à couper la fièvre, et cela bien que cette dernière dose n'ait pas été plus forte que chacune de celles qui avaient eté administrées, par fractions, d'un accès à l'autre.

La rate était malade.

La fièvre comateuse (*obs.* 20) offre un exemple d'une grande gravité, avec absence de symptômes du côté de la rate. Il vient, avec les observations de MM. Jacquet et Sonrier et celles d'autres, confirmer ce que nous pensons du rôle de la rate, en opposition avec les idées absolues de M. Piorry.

La fièvre pernicieuse délirante (*obs.* 13) et les *observations* 15, 16 et 17 sont des exemples de succès de l'association de l'iodure de fer avec le sulfate de quinine, là où le sulfate seul s'est montré insuffisant. La 15e est un exemple frappant des succès, parfois inespérés qu'on peut obtenir de l'adjonction raisonnée, au sulfate, de médicaments propres à combattre, chacun en ce qui les concerne, certains symptômes qui, par leur intensité, deviennent, pour ainsi dire, une maladie collatérale à la fièvre intermittente, et qui, négligés, empêchent la cure de celle-ci.

L'*observation* 19 offre un argument analogue pour les accidents consécutifs, et, de plus, elle vient, avec les *observations* 14 et 18, montrer la suffisance d'action, dans certains cas, d'un corps autre que le sulfate de quinine (l'iodure de fer) pour la guérison de l'engorgement splénique.

L'*observation* 18 montre, de plus encore, la suffisance d'action de l'iodure de fer contre certains accidents consécutifs.

Examinées sous le rapport de la rate, ces sept dernières observations nous présentent cet organe 4 fois malade; 1 fois à l'état sain. Deux fois l'état de l'organe n'a pas été noté.

En résumé, les fièvres intermittentes à type quotidien sont celles qui nous ont donné le moins d'exemples d'engorgement splénique. Cet état pathologique s'est montré plus fréquent dans les autres types, et, finalement, il s'est montré prédominant là où un état cachectique, plus ou moins prononcé, est venu compliquer la maladie.

La moyenne de sulfate de quinine, employé seul, a été moins considérable dans les fièvres quotidiennes que dans les autres types.

TRAITEMENT

DES

FIÈVRES INTERMITTENTES.

Passons maintenant aux considérations thérapeutiques et formulons notre opinion, telle que nous avons cru pouvoir rationnellement la déduire des faits observés par nous, et disons à nos confrères :

Gardez-vous de ne voir toujours dans la fièvre intermittente qu'une affection purement périodique, que doit suffire à tuer un médicament dit *antipériodique :* le sulfate de quinine. Agir ainsi, c'est faire une médecine empirique, qui, vu l'action puissante et spéciale du médicament, pourra souvent réussir, mais qui, à coup sûr, aura aussi de fâcheux mécomptes.

Évidemment, ce qui donne au sulfate de quinine, employé seul, une si large part de succès, c'est que, ass e

importants, que tous les jours la pratique démontre qu'ils disparaissent avec la fièvre intermittente, sous l'influence du sulfate de quinine ; mais il n'en est pas moins certain que le médecin qui ne négligera pas certains embarras gastriques, qui saura associer à propos au sulfate de quinine, tantôt les névrosthéniques, tantôt les amers, les reconstituants du sang, les diurétiques, etc., selon qu'il aura à combattre la concomitance, soit d'accidents nerveux, soit d'anémie, soit de chlorose ou d'ascite, etc., celui-là obtiendra des succès plus rapides, plus constants et surtout plus durables.

C'est ainsi que nous avons agi, comme on a pu s'en rendre compte à la lecture de nos observations.

Généralement, lorsque nous avons affaire à une fièvre intermittente simple, modérée, et que nulle contre-indication n'existe par le fait de l'état général du malade ou d'une maladie concomitante, nous ne prescrivons pas une diète absolue, à moins que l'accès ne soit prochain. Nous suivons, à plus forte raison, cette méthode, dans les jours apyrétiques des fièvres tierces, quartes, etc. Non-seulement nous n'avons jamais eu à nous en repentir, mais encore nous croyons qu'une diète trop sévère enlève à l'organisation de ses dispositions à la réaction, et favorise, par conséquent, les dispositions à l'anémie, à la chlorose, et d'autres accidents consécutifs.

Dans les cachexies, toujours lorsqu'aucune contre-indication ne se présente, nous proportionnons le régime alimentaire aux forces digestives du malade. Ce régime est léger, en même temps que tonique et analeptique. Dans le cas d'inappétence, lorsque celle-ci nous semble n'être qu'une conséquence de l'atonie générale, nous croyons utile, indispensable même, de réveiller l'appétit par des amers et des toniques convenables.

Malgré l'absence ou le peu de sommeil dans la fièvre intermittente, lorsque rien ne s'y oppose dans l'état du malade, nous lui permettons l'usage du café, lorsqu'il le désire. Nous partons de cette donnée, que l'absence de sommeil tient à l'état fébrile, et que le café, par sa propriété fébrifuge, est, dans ce cas, plus propre à aider le retour du sommeil qu'à augmenter ou entretenir l'insomnie.

Nous terminerons ce que nous avons à dire du traitement des fièvres intermittentes, en résumant ce que nous avons à dire, en particulier, du sulfate de quinine et de l'iodure de fer, soit administrés isolément, soit associés.

1° En attaquant une fièvre intermittente par des doses trop timides de sulfate de quinine, c'est non-seulement permettre à la maladie une plus longue durée, mais encore, en dernier résultat, on se trouve avoir consommé, pour arriver à la cure, une plus grande quantité du médicament que si on avait attaqué la maladie par une dose plus hardie. La dose qui nous a paru la plus généralement convenable est 0,5 décig., et une seule suffit, en effet, souvent à prévenir tout accès subséquent, lorsque l'invasion est récente.

Il n'en est pas de même lorsque la fièvre est ancienne et qu'il y a seulement un commencement de cachexie. Dans ces cas, si on veut être sûr de ne pas voir récidiver la fièvre, il faut, même après la cure, apparente, continuer pendant quelques jours au moins le fébrifuge, malgré le retour de la rate à l'état normal : car ce dernier phénomène n'emporte pas toujours, pour conséquence, la cessation de l'altération sanguine, point de départ de la fièvre.

2° Il est toujours préférable de donner telle dose de sulfate de quinine en une seule fois, trois, quatre heures ou plus tôt avant l'accès, que de la fractionner pour la donner en plusieurs fois, le jour de l'accès, ou de la partager entre les jours d'apyrexie et le jour de l'accès. Aussi, dans les types 3e et 4e, ai-je l'habitude de ne plus administrer de fébrifuge les jours d'apyrexie, considérant le médicament, administré de cette manière, comme consommé le plus souvent en pure perte.

3° Dans les fièvres intermittentes assez récentes, surtout chez les sujets à sanguinification riche, pour que le sang n'ait pas eu le temps de subir une grande altération, le sulfate de quinine suffit seul à la cure, dans la grande majorité des cas.

4° Généralement, plus la fièvre intermittente est ancienne, moins elle est susceptible de céder à l'action isolée du sulfate de quinine. Dans ces cas, l'insuffisance de l'antipériodique tient à ce que la composition du sang est tellement altérée, que cette simple médication ne suffit plus à donner au système nerveux un mode d'activité capable de ramener le fluide circulatoire à l'état normal. L'obstacle alors ne peut être vaincu que par l'association, au sulfate de quinine, d'un véritable reconstituant du sang. Celui qui m'a paru le plus avantageux est l'iodure de fer, soit qu'il doive cet avantage à son action sur le système nerveux, comme composé iodé, soit qu'il ait la propriété de s'assimiler plus facilement que les autres ferrugineux dans la composition du sang, soit par ces deux raisons réunies.

5° L'iodure de fer, associé au sulfate de quinine, en augmente l'activité et abrége la durée de la fièvre intermittente, tout en permettant de diminuer la dose de l'antipériodique. Cette action de l'iodure est d'autant plus sensible, et son emploi d'autant mieux indiqué, que le fébricitant est d'un tempérament plus lymphatique ou d'une constitution plus appauvrie ; que la fièvre est plus ancienne et plus dégénérée, ou d'un type à accès plus éloignés.

6° Plus les accidents consécutifs s'éloignent du caractère primitif et régulier de l'intermittence, plus l'action de l'iodure de fer est nécessaire et d'une efficacité évidente. Elle suffit même assez souvent seule à la cure, lorsque la fièvre est tellement dégénérée qu'elle semble n'avoir plus rien de sa nature première. Il n'en est pas de même là où il reste quelque phénomène franchement et régulièrement périodique. Ici le sulfate de quinine conserve toujours une valeur incontestable. Serait-ce parce que, d'un côté, la conservation d'une périodicité régulière indique la conservation d'une affinité plus grande avec la fièvre complète; tandis que, d'un autre, l'absence de régularité du phénomène dénote une transformation tellement dégénérée de la fièvre intermittente, que celle-ci n'est, pour ainsi dire, plus elle-même? Dans ce dernier cas, le sulfate de quinine perdrait naturellement son action spéciale, là où la physionomie spéciale de l'affection première n'existe plus; et l'altération du sang, étant le phénomène prédominant, indiquerait, par la même raison, la nécessité de prédominance des reconstituants, les composés ferrugineux.

Terminons, en faisant ressortir une leçon qui découle de l'*observation* 20 : c'est que le phénomène de périodicité ne doit pas préoccuper si exclusivement le médecin qu'il doive caractériser, à ses yeux, une affection de nature à exiger, pour sa cure, l'emploi des fébrifuges spéciaux.

Dans le cas qui nous occupe, la persistance des sueurs périodiques tenait évidemment au retour de la gastralgie, que nous avions d'autant plus facilement méconnue, qu'elle ne nous était primitivement révélée par aucun symptôme spécial, et que la malade elle-même nous cachait ce qui pouvait nous éclairer. Vainement combattues par l'anti-périodique par excellence, soit seul, soit associé, les sueurs périodiques finirent par céder aux moyens que nous avons dirigés contre la gastralgie, dès que son existence nous a été révélée.

Ce qui s'est présenté ici pour l'estomac aurait pu se présenter pour tout autre organe : c'est donc une considération que ne devra pas perdre de vue le médecin dans des circonstances analogues à celle-ci.

FIN.

www.ingramcontent.com/pod-product-compliance
Ingram Content Group UK Ltd.
Pitfield, Milton Keynes, MK11 3LW, UK
UKHW022110190726
13855UKWH00002B/770

9 782013 578516